海南大学科研团队培育专项（hdkytg201705）
海南省重点研发计划项目（ZDYF2017099）
国家自然科学基金地区基金项目（81660584）

U0276074

新免疫抑制剂isogarcinol的
发现及其作用机理研究

◎ 岑举人　著

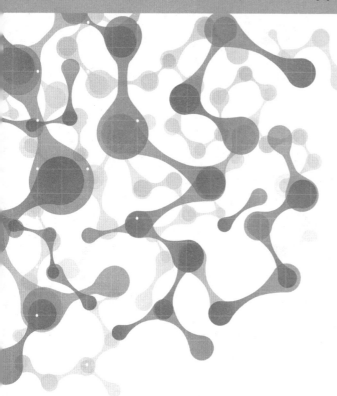

中国农业科学技术出版社

图书在版编目（CIP）数据

新免疫抑制剂 isogarcinol 的发现及其作用机理研究／岑举人著 . —
北京：中国农业科学技术出版社，2017. 8
  ISBN 978-7-5116-3196-1

Ⅰ.①新… Ⅱ.①岑… Ⅲ.①免疫抑制剂-研究 Ⅳ.①R979. 5

中国版本图书馆 CIP 数据核字（2017）第 181420 号

责任编辑	王更新　李　华
责任校对	李向荣

出 版 者	中国农业科学技术出版社
	北京市中关村南大街 12 号　邮编：100081
电　　话	（010）82106664（编辑室）　（010）82109702（发行部）
	（010）82109709（读者服务部）
传　　真	（010）82106631
网　　址	http：//www.CASTP.cn
经 销 者	各地新华书店
印 刷 者	北京富泰印刷有限责任公司
开　　本	710mm×1 000mm　1/16
印　　张	9. 25　彩插　8 面
字　　数	185 千字
版　　次	2017 年 8 月第 1 版　2017 年 8 月第 1 次印刷
定　　价	68. 00 元

前　　言

免疫伴随人的一生，无时无处不在，与生老病死密切相关。人体的免疫功能包括 3 种：免疫防御功能、自身稳定功能和免疫监视功能。免疫防御功能可清除入侵的病原微生物和毒素，但防御应答过高时可致超敏反应，过低或缺失则发生免疫缺陷。自身稳定功能是指机体对自身成分耐受，可及时清除体内衰老、损伤、变性及死亡的细胞。免疫监视功能可及时识别和清除体内突变的细胞和外源异质性细胞。机体的免疫调节功能异常或某些功能亢进时，可引起类风湿关节炎等自身免疫性疾病、过敏、肿瘤等。当免疫功能亢进时，免疫抑制是临床上采用的治疗策略之一，免疫抑制疗法可通过应用免疫抑制剂、淋巴细胞及其表面分子的抗体、诱导免疫耐受等实现。

免疫抑制剂是一类具有抑制机体免疫功能的生物或非生物制剂，主要用于器官移植后排斥反应及各种自身免疫性疾病的治疗。自 20 世纪 80 年代起，钙调蛋白磷酸酶抑制剂 CsA 和 FK506 一直都是实质器官移植的首选药物，尤其是在肾脏移植中。但是，CsA 和 FK506 有肾毒性，可能导致移植肾和正常肾出现长期衰竭，甚至还能加重高血压、高血脂，从而引起心血管系统的病变，增加肥胖的风险。因此，寻找高效低毒的新钙调蛋白磷酸酶抑制剂并研究其作用机理具有重要意义。

驽马十驾，功在不舍。经历多年的文献积累、教学积累和科研积累后，本人密切关注免疫抑制剂研究的前沿和进展，并结合自身多年的研究实践和体会，撰写了《新免疫抑制剂 isogarcinol 的发现及其作用机理研究》。本书以钙调蛋白磷酸酶为靶酶对中草药进行筛选，发现山竹子能抑制钙调蛋白磷酸酶的活性；对山竹子（*Garcinia mangostana* L.）中有效成分进行活性追踪，分离出具有很高生物活性的多异戊烯基取代的苯甲酮类化合物——isogarcinol，且 isogarcinol 对 CN 的抑制显浓度依赖性。研究发现，isogarcinol 能在体外直接与钙调蛋白磷酸酶结合，有别于经典的免疫抑制剂 CsA 和 FK506。Isogarcinol 在细胞、动物水平上毒性很低，能够显著地抑制 2，4-二硝基氟苯（DNFB）诱导小鼠耳肿胀、延长同种异体小鼠皮肤移植皮片的存活时间和显著减低 Ⅱ 型胶原诱导的小鼠关节肿胀。为了满足免疫抑制药物长期用药的需要，本研究的所有动物试验都采用口服给药的方式。这些研究结果表明，isogarcinol 在细胞、动物水平上毒性很低，且具有很显著的免疫抑制效果，有望作为一种新颖低毒的口服免疫抑制剂，用于器官移植排斥和自身免疫性疾病的治疗。

本书是在多年课题研究的基础上总结撰写而成。全书的研究思路与架构设计、主体内容研究与撰写工作均由本人负责完成。本书在撰写过程中，得到了魏群教授、杨小波教授、徐静教授、龙文兴副教授、付艳霞博士和王梦奇博士的悉心指导，在此表示深深的感谢！

本书参考或引用了大量相关文献，其中大多数已在书中注明出处，但难免有所疏漏。在此，向有关作者和专家表示感谢，并对没有标明出处的作者表示歉意。

本书的出版由海南大学科研团队培育专项（hdkytg201705）、海南省重点研发计划项目（ZDYF2017099）和国家自然科学基金地区基金项目（81660584）共同资助完成，在此一并表示诚挚的感谢。

本书理论联系实际，是免疫抑制剂研究和开发利用的参考书，也可供医药工作者和药学院校师生参考阅读。

尽管本书在撰写过程中力求逻辑严谨，内容充实，但由于著者水平有限，时间仓促，书中缺点和错误在所难免，恳请各位专家、同仁和广大读者批评指正，以便今后完善。

著　者

2017 年 6 月于东坡湖畔

目　录

1 绪 论

1.1 免疫抑制剂的研究进展

免疫抑制剂（immunosuppressants）是一类具有抑制机体免疫功能的生物或非生物制剂，主要用于器官移植后排斥反应及各种自身免疫性疾病的治疗[1]。在过去的 10 年里，免疫抑制剂的发展为器官移植的长期、短期术后维护带来了显著改善，并大大降低了急性排斥反应。

免疫抑制涉及降低免疫反应或免疫效率的反应，它是指机体在致病因素的作用下，免疫系统受到损害，导致机体暂时性或持久性的免疫应答功能紊乱，以及对疾病具有高度易感性。免疫抑制剂是用来控制剧烈的过敏反应、自身免疫、器官移植相关疾病。广谱的免疫抑制剂对机体伤害很大，但是专一性的药物又容易因被其他代谢路径取代而失效。因此，在治疗中往往联合用药，以期减少不良反应，防止免疫排斥。虽然联合用药对整体效果非常重要，临床医生还要针对药物的持续性作用、疾病情况和病人个人状况为治疗做出相应调整。

可的松是第一个被认证的免疫抑制剂，但是由于副作用太强，使用范围很有限。1959 年出现了更强的免疫抑制剂——咪唑硫嘌呤。直到 1970 年，出现了环孢素 A，肾脏移植才不需要精确的受供匹配，肝脏移植、肺移植、胰腺移植、心脏移植才得以广泛实施，还有一些免疫抑制措施是通过免疫细胞的耗竭，或者干预免疫调节来影响细胞活性，抑制细胞因子。免疫抑制剂可分为以下 5 种，即糖皮质激素类免疫抑制剂、细胞增殖抑制剂类免疫抑制剂、对细胞免疫具有相对特异性的免疫抑制剂、针对免疫应答过程关键分子的免疫抑制剂和其他类免疫抑制剂。

1.1.1 糖皮质激素类免疫抑制剂

糖皮质激素是临床上使用最早的免疫抑制剂，它主要是免疫干预产生和维持阶段的重要免疫抑制剂。在高静脉内压下（每天 250~1 000mg 的甲基强的松龙，用药 3d），就可以产生淋巴细胞的毒性作用。其活性与剂量有密切关系，生理剂量主要影响糖、脂肪、蛋白质的代谢，是维持机体正常代谢所必需的；药理剂量则有显著的抗炎、免疫抑制、抗毒等作用，因此它就可以作为免疫抑制剂和抗炎药[2]。用量和用药时间则视病情而定。一些疾病，如哮喘，发病快，可以迅速终止；而大多数的风湿性疾病，需要几个月用药，药量递减，尤其是当强的松的单次用量达到毫克级，突然中止用药，不仅能使疾病复发，还会产生肾上腺皮质衰退。

糖皮质激素抑制细胞免疫反应，主要靠抑制编码细胞因子的基因——IL-1、IL-2、IL-3、IL-4、IL-5、IL6、IL-8 和 TNF-γ，其中最主要的是 IL-2。小分子的细胞因子能降低 T 细胞的增殖。糖皮质激素还可以抑制人体免疫反应，减少 B 细胞分泌 IL-2 和 IL-2 受体，即同时降低 B 细胞的增殖和分泌抗体[3]。第二类药物，可能在治疗的保持阶段有激素节制的作用，这些药物一般是抗增殖药物，如咪唑硫嘌呤、麦考酚酯、甲氨蝶呤，但是它们也有毒性。采用类固醇治疗的病人普遍有早期不良反应，如出汗、声音嘶哑、失眠、食欲增加。另外，罕见有严重的精神错乱，如亢奋、暴躁或者精神错乱。长期的难以逆转的副作用有库欣氏症候群、近端肌病、高血压、高血脂、肥胖、白内障、胃溃疡、骨质疏松和无菌性骨头坏死。

1.1.2　细胞增殖抑制剂类免疫抑制剂

这类免疫抑制剂是一类细胞增殖抑制剂，它通过干扰、破坏细胞的生命物质（DNA、叶酸等）的合成，从而主要杀伤体内增殖较快的淋巴细胞，直到免疫抑制的作用。在免疫治疗中的剂量比肿瘤治疗中的小。它们干扰 B 细胞和 T 细胞的增殖。由于其高效性，常用的是其嘌呤类似物，如烷化剂、抗代谢药、细胞毒的抗生素。

1.1.2.1　烷化剂

免疫治疗所用的烷化剂是氮芥（环磷酰胺）、亚硝基脲和铂类化合物等。环磷酰胺是其中非常有效的免疫抑制化合物。环磷酰胺是一种可与 DNA 结合的烷化剂，可使 DNA 双链断裂，也可与 RNA 及蛋白质结合，进而影响 DNA 和蛋白质的结构和功能，干扰 DNA、RNA 及蛋白质的合成，抑制细胞增殖，甚至导致细胞死亡。环磷酰胺对 B 细胞的抑制作用强于 T 细胞，在特定条件下可以抑制细胞毒性 T 细胞。大剂量的环磷酰胺不具有细胞周期的特异性，对于快速增殖的淋巴细胞、造血细胞、生殖细胞等常伴有严重的、甚至是致死的不良反应。类风湿患者口服环磷酰胺较长时间后，自身抗体水平及血清免疫球蛋白水平都显著下降。环磷酰胺的主要副作用是对造血系统及生殖系统具有抑制作用；另外，环磷酰胺可引起秃发、出血性膀胱炎；长期用药还可导致感染及肿瘤的发生；大剂量使用环磷酰胺会对心脏产生毒性作用[4]。

1.1.2.2 抗代谢药

抗代谢药会干扰核酸的合成，如叶酸类似物和甲氨蝶呤；嘌呤类似物，如咪唑硫嘌呤和巯嘌呤嘧啶类似物。蛋白质合成抑制剂甲氨蝶呤（MTX）是叶酸合成的抑制剂，对二氢叶酸还原酶有较强的抑制作用，它是最早发现的具有抗恶性肿瘤的化合物之一。如果体内的二氢叶酸不能转化为四氢叶酸，胸苷酸及嘌呤核苷酸的生成将受到阻碍，进而阻断 DNA 及 RNA 的合成。MTX 进入组织细胞后被转化成多谷氨酸化的 MTX，可较长时间的停留在细胞内，进而产生长效抗增生和抗炎免疫的作用。自 20 世纪 50 年代起 MTX 被用于治疗 RA，MTX 通过上调 RA 中 IL-4、IL-10 等抗炎因子的表达，来抑制 TNF-α、IL-1 等致炎因子的表达，达到其抗炎的作用；还可通过抑制中性粒细胞的趋化作用，改善早期 RA 的病情[5]。MTX 常见的不良反应有胃肠道反应、骨髓抑制、药物性肺炎等；妊娠早期使用 MTX 可导致畸胎；高剂量使用时可出现肾脏损伤，联合甲酰四氢叶酸钙一起服用，可以减轻 MTX 的细胞毒性作用。

咪唑硫嘌呤是由甲硝唑取代了 6-巯基嘌呤上的氢而形成的衍生物，属于第一代的免疫抑制剂之一，在环孢菌素发明以前，咪唑硫嘌呤+皮质激素是器官移植治疗的标准方案。咪唑硫嘌呤主要作用于 S 期的细胞，能够干扰嘌呤代谢的所有环节，抑制嘌呤核苷的生成，进而抑制 DNA、RNA 及蛋白质的合成，是周期特异性的细胞毒药物。小剂量的咪唑硫嘌呤通过干扰抗原识别与结合的过程，产生主要针对 T 细胞的免疫抑制作用。咪唑硫嘌呤主要的副作用是骨髓抑制，可以引起粒细胞和血小板下降，也可引起巨细胞性贫血[6]。巯嘌呤本身已经是认证药物，它能在免疫反应初期，通过抑制淋巴细胞的分裂，同时抑制细胞免疫和体液免疫，对自身免疫疾病同样有效[7]。

1.1.2.3 细胞毒性抗生素

这一类中的代表是用于肾脏移植的放线菌素 D。其他细胞毒性抗生素还有安茴环霉素、丝裂霉素 C、争光霉素和光神霉素。

1.1.3 对细胞免疫具有相对特异性的免疫抑制剂

这类免疫抑制剂的作用机制各不相同，但具有比较好的选择性，主要作用于 T 淋巴细胞，从而大大降低了副作用的发生范围和程度。这类免疫抑制剂主要有环孢菌素 A、他克莫司、雷帕霉素、霉酚酸酯和 FTY720。

1.1.3.1 环孢菌素

环孢菌素（Cyclosporin，CsA）和他克莫司（Tacrolimus，FK506）一样，都是钙调蛋白磷酸酶抑制剂，是现今使用最广的免疫抑制剂。它是一种由 11 个氨基酸组成的真菌多肽（图 1.1），能结合来自免疫活性淋巴细胞的环孢菌素结合蛋白（Cyclophilin，Cyp）（一种免疫亲和素），尤其是 T 淋巴细胞。这种环孢菌素和环孢菌素结合蛋白的复合物能够抑制钙调蛋白磷酸酶，进而抑制 IL-2 基因的转录[8]。环孢菌素 A 能阻断 T 细胞中抗原识别引发的 JNK 和 p38 信号通路，导致产生 IL-2 及其他细胞因子的 mRNA 减少，从而抑制同种移植排斥反应毒性 T 细胞的增殖[9,10]。该药物还可以抑制淋巴因子的生成和白介素的释放，降低效应 T 细胞的作用。1983 年，FDA 批准将 CsA 用于临床肾移植，现在已广泛应用于器官移植排斥反应的治疗，也用于治疗自身免疫性疾病，如类风湿性关节炎、系统性红斑狼疮、银屑病和皮肌炎等。CsA 口服吸收缓慢而不完全，体内过程有明显的个体差异。剂型改善可有效提高其生物利用度并降低不良反应。目前 CsA 剂型主要有溶液剂、静滴浓缩液、滴眼剂、胶囊剂、软胶囊、口服液和微乳化剂型等。CsA 的不良反应发生率较高，其严重程度、持续时间与剂量、血药浓度相关，多为可逆性。最常见的是肾毒性，其次为肝毒性。继发感染也较常见。此外，还有胃肠道反应等，但无骨髓抑制的副作用[11]。

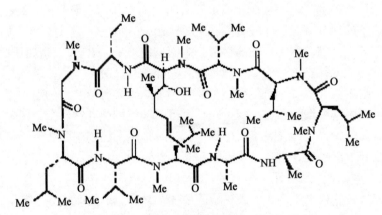

图 1.1 CsA 结构式

Fig. 1. 1 The structural formula of CsA

1.1.3.2 他克莫司

他克莫司（FK506）是在 1984 年从放线菌属（streptomyces tsukubaensis）的发酵物中分离提取得到的二十三环大环内酯类抗生素（图 1.2），可分为与受体蛋白 FKBP 结合的区段和结合后发挥免疫抑制效应的区段两部分[12]。他克莫司与胞内受体蛋白 FKBP 结合抑制钙调蛋白磷酸酶，特异性抑制 T 淋巴细胞的活化，也作用于钙依赖信号通路，从而抑制 Th 细胞的功能和 IL-2 的合成[13]。该药主要作用于肝脏和肾脏的移植，也有报道用于心脏、肺和心肺的移植。它结合免疫亲和素，然后以复合体形式结合钙调磷酸酶，抑制其磷酸化活性，阻止 G0 期向 G1 期转变[14]。FK506 比 CsA 的免疫抑制作用更广泛，其效力是后者的 10~100 倍。FK506 于 1984 年由日本 Fujisawa 制药有限公司正式生产上市，在 1994 年由 FDA 批准进入Ⅱ期临床试验。主要用于治疗器官移植排斥反应及自身免疫病。临床常用剂型有静脉制剂、口服剂型和滴眼液等，口服吸收快。FK506 在口服使用时副作用较少，主要在静脉给药时常见胃肠道反应、失眠等症，并发症的发生率比 CsA 低。

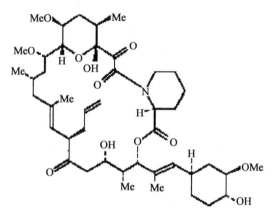

图 1.2　FK506 结构式

Fig. 1.2　The structural formula of FK506

1.1.3.3　雷帕霉素

雷帕霉素是一种放线菌产生的大环内酯，用来治疗排异反应。虽然它是他克莫司的一种类似物，但作用机理却不一样，产生的副作用也不尽相同[15]。

与环孢霉素和他克莫司不同，雷帕霉素不是影响淋巴细胞活化的第一阶段，而是影响其第二阶段，即信号转导和克隆增殖。雷帕霉素进入体内后，能与相同的胞内亲和蛋白 FKBP 形成复合物后与哺乳类动物的雷帕霉素西靶点（mammalian Target of Rapamycin，mTOR）结合抑制其活性[16]，可阻断 IL-2 和 CD28/B7 共刺激途径激活 mTOR 所引起的免疫反应，起到免疫抑制的作用[17]。因此，雷帕霉素可以和环孢菌素及其他免疫抑制剂协同作用，并减少副作用。它还可以间接抑制几种淋巴细胞的激酶和磷酸酶，阻止信号传递到活性部位，抑制细胞由 G1 期向 S 期转变。它同样抑制 B 细胞向浆细胞转变，进而降低抗体 IgM、IgA、IgG 的生成[18]。雷帕霉素作为一种免疫调节物质，对涉及 P13K/AKT/mTOR 的肿瘤细胞同样有用。

1.1.3.4　霉酚酸酯

霉酚酸酯（MMF）是酶酚酸（MPA）的酯类衍生物，本身无免疫抑制活性。口服后吸收迅速，在体内水解为 MPA 发挥免疫抑制作用。MPA 是在 1896 年由 Gosio 分离得到的，此后研究证明其具有抗菌、抑制癌细胞增殖等作用，是次黄嘌呤脱氢酶（IMPDH）的抑制剂。IMPDH 作为嘌呤从头合成途径的关键酶，受到 MPA 选择性、可逆性地抑制，对嘌呤的合成产生影响，从而阻断淋巴细胞增殖所需 DNA 和 RNA 合成，最终抑制 T、B 淋巴细胞的增殖。此外，还能抑制单核巨噬细胞增生以减轻炎症发生，抑制血管平滑肌增生，还可诱导 T 细胞凋亡等。MMF 于 1995 年由 FDA 批准用于预防肾移植排异反应，现在器官移植应用方面已得到广泛认可。自从霉酚酸酯于 1996 年引入澳大利亚，它已经基本代替了器官移植中用到的咪唑硫嘌呤。该药的一个优势是别嘌呤醇可以用于预防痛风，同时不必减少霉酚酸酯的剂量。这可能是由于其抗 B 细胞属性，霉酚酸酯对全身性红斑狼疮效果显著。作为非固醇类药物，霉酚酸酯在许多免疫失调症（尤其是血管炎）的维持阶段日益受到关注[19]。主要的副反应发生在血液和胃肠，一些患者在高剂量下出现腹泻，因此可采用肠溶衣剂型来减少胃肠上的副反应。

1.1.3.5　FTY720

FTY720 是一个新型免疫抑制剂，它是日本学者将冬虫夏草提取物中的有效成分 LSP-1 进行结构改造后的产物，目前处于临床试验第三阶段[20]。

FTY720 是一种 1-磷酸鞘氨醇受体（Sphingosine 1-Phosphate Receptors，S1PRs）高亲和力的拮抗剂；这些受体在细胞存活、细胞骨架重排、细胞运动和细胞迁移中具有重要的作用[21]；FTY720 可以与这种受体作用，使细胞对 S1P 不反应。其免疫调节作用主要是隔离胸腺内淋巴细胞和次级淋巴器官，从而使它们失去再循环周边站点的炎症的能力[22]。它能增加淋巴细胞某种黏附分子的表达，或改变其功能，因此它在淋巴腺组织（淋巴结）中积累，在循环系统中含量很少[23]。这一点和其他免疫抑制剂有所不同。

1.1.4　针对免疫应答过程关键分子的免疫抑制剂

针对免疫应答过程关键分子的免疫抑制剂是伴随免疫学基础理论发展而发现或者合成的一类抑制剂。其作用机制差别很大，针对的靶点也不相同。但都具有出色的选择性和副作用较小等特点。

OKT3（R）是现今唯一通过认证的 CD3 抗体。它是鼠源的抗 CD-3 的 IgG2a 型单克隆抗体，用来防止其结合到分化的 T 细胞后引起的 T 细胞活化和增殖[24]。因此，它是最有效的免疫抑制药物之一，临床上用于控制类固醇或多克隆抗体失效的免疫排斥反应。因为比多克隆抗体专一性更好，也用于移植排斥的预防阶段。该药的机理是结合 T 细胞受体复合物 TCR/CD3，但是具体细节现在还未完全确定。首次用药，该药会非特异性地激活 T 细胞，在 30~60min 后产生严重的综合征，表现为发热、肌肉疼痛、头痛、关节痛。在一些病例中，甚至出现致命的心血管反应，患者的中枢神经系统需要长期治疗才能康复。这个阶段之后，CD3（R）则无法和 TCR-抗原结合，发生构型改变，甚至脱离 T 细胞表面。可能通过上皮网状细胞的吸收，降低了 T 细胞的数量。CD3 分子的交叉结合同时激活细胞内信号，引发 T 细胞失效或凋亡（除非它们收到其他共刺激信号）。CD3 抗体还介导了 Th1 和 Th2 细胞的平衡[25]。

白介素-2 是一种重要的免疫系统调节分子，对会活化的 T 淋巴细胞的增殖、存活有着重要意义。它是由细胞表面受体 IL-2a（α，β，γ 组成的三聚体复合物）介导生效的。IL-2a（即 CD25，T 细胞活化抗原，TAG）只能由已活化的 T 细胞分泌产生。因此，对选择性免疫抑制有特殊意义。现在研究的重点是开发出高效、安全的抗 IL-2 抗体。1998 年，人们利用基因重组技术，把鼠源的抗 Tac 抗体加以修饰，在鼠/人嵌合体上得到两种抗 Tac 抗体——巴利昔单抗和赛尼哌。这些药物通过结合 IL-2 受体的 α 链，阻止 IL-2 激活的活化淋巴细胞的克隆增殖，并缩减其寿命[26]。这些药物用于预防肾移植的急性排异，药效很好而且副作用小。

IFN-β 抑制 Th1 细胞分泌细胞因子和单核细胞的活化，多用于减慢多发性硬化的病情。IFN-γ 则能够引发淋巴细胞的凋亡。

麦考酚酸是肌苷单磷酸盐脱氢酶（Inosine Monophosphate Dehydrogenase，IMPDH）的非竞争性可逆抑制剂。该脱氢盐是原发鸟苷酸合成的关键酶。B 淋巴细胞和 T 淋巴细胞对该药物尤为敏感[27]。

1.1.5 其他类免疫抑制剂

除了化学合成提取药物及一些单克隆抗体外，一些中药类的免疫抑制剂及其提取物也在临床中使用。

雷公藤是卫矛科雷公藤属的植物，又名黄藤、断肠草等，其味苦，有大毒，其根、茎、叶均可入药，具有抗炎、抗肿瘤、免疫调节等作用。它是较早应用于临床研究和使用的中药类免疫抑制剂。其主要有效成分是二萜类化合物（雷公藤内酯醇、雷公藤内酯二醇、雷公藤内酯酮）、三萜内酯类化合物及生物碱等[28]。其中，雷公藤多苷目前已应用于临床。雷公藤多苷能抑制 T 细胞功能，抑制迟发超敏反应，抑制白介素-1 的分泌，抑制分裂原及抗原刺激的 T 细胞分裂与增殖[29]。雷公藤多苷在临床上已应用于治疗类风湿性关节炎、红斑狼疮等自身免疫性疾病，主要毒副作用是可能引起肝损伤，对更新较快的组织和细胞有明显的细胞毒副作用[30]。

　　山茱萸的有效成分是山茱萸总苷，可成功地延长同种小鼠耳后皮下心肌移植物的存活时间，疗效与 CsA 相当。在体外可以抑制淋巴细胞转化，IL-2 产生及 IL-2R 表达及 LAK 细胞诱导[31]。川芎中的生物碱具有免疫抑制作用，其主要成分是川芎嗪，在体内代谢为川芎醇，两者有相似的药理活性。试验研究川芎醇对大鼠心脏移植模型的作用，显示其可使移植心脏存活时间延长，移植物病理损害减轻。川芎醇可显著降低外周血中 IL-2 及 IFN-γ 的含量和 CD3+、CD4+、CD8+ 细胞及 CD4+/CD8+ 的比值。通过有效抑制 Th1 类细胞因子的表达和淋巴细胞增殖，改善移植物存活的免疫内环境，延长移植物生存时间[32]。

　　总之，自 20 世纪 80 年代起，钙调蛋白磷酸酶抑制剂 CsA 和 FK506 一直都是实质器官移植的首选药物，尤其是肾脏移植。通过阻滞 IL-2 的合成来阻止 T 淋巴细胞的活化，对细胞介导的免疫失调效果显著。现已确定该药对移植产生的急性细胞排斥、牛皮癣、肾病变综合征有显著效果。在其他自身免疫病中也有使用，但是在风湿性关节炎治疗和缓解自身免疫病上逐步被替代。在实体器官移植中，将 CsA（FK506）和霉酚酸酯、强的松联合使用效果很好。但是，CsA 和 FK506 有肾毒性，可能导致移植肾和正常肾出现长期衰竭。它还能加重高血压、高血脂，会引起心血管系统的病变，也会增加肥胖的风险。因此，寻找高效低毒的新型钙调蛋白磷酸酶抑制剂具有重要的意义。

1.2　钙调蛋白磷酸酶及其抑制剂概述

　　蛋白质的磷酸化和脱磷酸化作用是生命活动中普遍存在的一种可逆的蛋白质转录后修饰（reversible protein posttranslational modification，PTM），几乎参与每一个生命活动过程中，与生物体的基因表达与调控、细胞分化增殖与凋亡、新陈代谢、神经传导及生长发育等密切相关[33]。在生物体内，可逆的蛋白磷酸化主要由蛋白激酶（protein kinases）与蛋白磷酸酶（protein phosphatases）调控。在真核细胞中，磷酸化主要发生在丝氨酸、苏氨酸及酪氨酸 3 个含羟基的氨基酸，其中丝氨酸是最主要的。相对较少的丝氨酸/苏氨酸蛋白磷酸酶调控成千上万的特异磷蛋白底物的去磷酸化[34]。

　　蛋白质的可逆磷酸化受激酶（Kinases）和磷酸酶（Phosphatases）的共同调控，与发挥磷酸化作用的激酶相比，具有脱磷酸作用的磷酸酶在生物体内的种类要少很多。根据作用底物的不同，磷酸酶可分为丝/苏氨酸磷酸酶（Protein Serine/Threonine Phosphatase，PSPs），酪氨酸磷酸酶（Protein Tyrosine Phosphatase，PTPs）和双特异性磷酸酶（Dual Specificity Phosphatases，DSPs）。其中，PSPs 作为磷酸酶中最大的一类，又包括了 PPP、PPM 和 FCP/

SCP 3 个家族。

钙调蛋白磷酸酶（Calcineurin，CN）是 PPP 家族中的一员（彩插图 1.1），是目前所知的真核生物中唯一的一种活性受 Ca^{2+} 和钙调素蛋白（CaM）调节的丝氨酸/苏氨酸蛋白磷酸酶[35,36]。它在信息从局部或全身钙信号到效应和基因转录的改变中起到关键的作用[37]。

1.2.1 钙调蛋白磷酸酶的结构

CN 是由一种催化亚基 A 亚基（Calcineurin Subunit A，CNA）和调节亚基 B 亚基（Calcineurin subunit B，CNB）组成的异源二聚体蛋白。催化亚基 CNA（59-62kD）N-末端区域、催化区域（金属离子结合区，Catalytic Domain）、CNB 结合区域（CNB Binding Domain，BBH）、CaM 结合区域（CaM Binding Domain，CBD）和自抑制区域（Autoinhibitory，AI）5 个部分组成（彩插图 1.2），其结构序列在所有真核生物中具有高度保守性[38]。CNA 只含有位于催化结构区域的 Trp134、Trp232、Trp342 和位于 BBH 区的 Trp352 4 个色氨酸[39]（图 1.3），这有利于用 CNA 的内源荧光特性来研究 CN 结构的变化及其与药物小分子相互作用。调节亚基 CNB（19kDa）是一个由 170 多个氨基酸组成的多肽片段，其包含 CNA 结合域和两个球形 Ca^{2+} 结合域，每个 Ca^{2+} 结合域又含两个与 Ca^{2+} 结合的 EF-手臂序列[40]（图 1.4）。

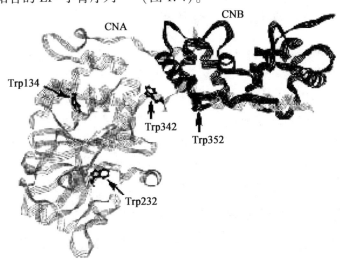

图 1.3 CNA 中的 4 个色氨酸残基的位置

Fig. 1.3 The four tryptophan in CNA

［摘自 Nature，1995，378（7）：641-644］

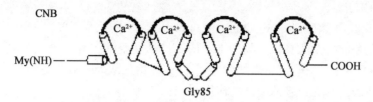

图 1.4　钙调蛋白磷酸酶 B 亚基（CNB）的结构

Fig. 1.4　The structure of regulatory subunit B of calcineurin

［摘自：Biochemical and biophysical research communications，1997，235（2）：271-275］

1.2.2　钙调蛋白磷酸酶的活性调节

　　钙调蛋白磷酸酶的激活由 Ca^{2+}、CNB 和 CaM 的协同来实现，其中涉及构象的改变如彩插图 1.3 所示。通常情况下，CNB 能牢固地结合到 CNA 上，形成非活化状态的二聚体（form I），完全活化状态的 CN 需要构象的改变，钙离子结合到 CNB 的低亲和力位点，导致 CNA 中 CaM 结合结构域从 CNB 结合区分离出来，使 CN 从 form I 过渡到 form II；促使钙调素结合到上面形成 form III，钙调素的结合导致自抑制区 AI 离开催化中心和完全活化状态的 CN（form IV）形成[37]。

1.2.3　钙调蛋白磷酸酶的生理功能

　　随着科学技术的发展，研究发现，CN 在生物体内具有重要的生理活性，参与神经系统发育和记忆、免疫反应、心脏肥大、信号转导和肌肉发育、心血管系统疾病和骨骼肌的生长、睾丸中精子的发生、细胞的凋亡、过敏反应、关节炎、胰岛素的合成以及调节心血管的功能等生理生化过程[41,42]。CN 在免疫反应的 T 细胞的活化过程中起着关键作用，以 CN 为靶点来治疗给临床器官移植带来技术革命，特别是以 CN 为靶酶的免疫抑制剂 CsA 和 FK506 的发现，给器官移植和自身免疫性疾病的药物治疗开辟了新的途径[43]。

1.2.4　钙调蛋白磷酸酶在免疫应答中的作用

　　免疫应答（immune response）是指机体受抗原刺激后，体内抗原特异淋巴细胞识别抗原，发生活化、增殖、分化或者无能、凋亡等一系列生理反应。

　　在 T 细胞活化过程中，CN 发挥着重要的脱磷酸化作用，是 T 细胞活化过程中的一个关键的信号酶。T 细胞转录激活因子（Nuclear Factor of Actived T cells，NFAT）是一类在 T 细胞活化过程中调控 IL-2 以及其他 T 细胞早期分化的细胞因子基因表达的核转录蛋白[44]。当抗原–MHC 分子复合物与 TCR 结合可激活细胞膜质交界处的磷酸脂酶,进而激活了蛋白激酶 C(PKC),提高胞内 Ca^{2+} 的水平;当细胞内 Ca^{2+} 水平升高激活 CN 酶活性之后,活化的 CN 可以将 NFAT 脱磷酸化并暴露出尾部的 NLS 区,使 NFAT 入核;NFAT 入核后与其他转录因子等共同作用,结合到免疫因子基因的启动子 DNA 上,起始转录这些基因(图 1.5)。NFAT 活化的过程可以被免疫抑制剂 CsA 和 FK506 与其各自的胞内受体 Cyclophilin 和 FK506–binding–protein(FKBP)结合所抑制,从而抑制 CN 的脱磷酸化作用,阻断 NFAT 入核影响下游细胞因子的表达[45-47]。

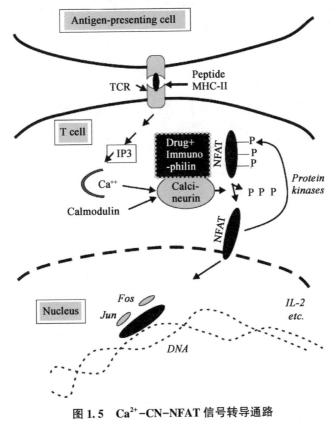

图 1.5　Ca^{2+}–CN–NFAT 信号转导通路

Fig. 1.5　Ca^{2+}–calcineurin–NFAT signaling pathway

[摘自:Scandinavian journal of immunology,2003,57:93-98]

1.2.5　钙调蛋白磷酸酶的抑制剂

随着对钙调蛋白磷酸酶研究的不断深入,大量的 CN 抑制剂不断地被发现。这些抑制剂主要包括有机小分子抑制剂和蛋白抑制剂。其中，临床上以小分子抑制剂应用最为广泛[48,49]。

1.2.5.1 小分子抑制剂

小分子抑制剂又称为外源性抑制剂。在 CN 众多的小分子抑制剂中，最为出名的当属 CsA 和 FK506。自 20 世纪 80 年代起，CsA 和 FK506 就一直作为器官移植和自身免疫性疾病的首选药物被广泛应用于临床治疗中。CsA 和 FK506 均为真菌代谢产生的大环内酯类化合物，其作用机理也非常相似，它们均需与胞内各自对应的亲免蛋白结合形成较大的复合物后，再与 CN 结合，复合物会通过在 CN 活性中心形成的空间位阻来达到抑制 CN 生理活性的目的[50,51]。CsA 和 FK506 作为临床治疗中的明星免疫抑制剂被沿用至今，但由于器官移植患者和自身免疫性疾病患者均需长期服药，两种药物在长期大量使用的过程中所体现出的肝、肾以及神经等方面的不良症状[52]引发了以 CN 为靶酶的筛选高效、低毒免疫抑制的浪潮。

中草药是我国的传统医药和天然药物的宝库，以中草药为对象筛选 CN 的小分子抑制剂是现今免疫抑制剂开发的一个方向。

Prescott TA 等[53]人从石蚕和假荆芥中分离出 3 个对 CN 有抑制作用的苯乙醇苷类化合物（图 1.6）。这些化合物在以 pNPP（IC50 均为 10μM 左右）和 RII 肽段为底物时均可对 CN 表现出较强的抑制作用。

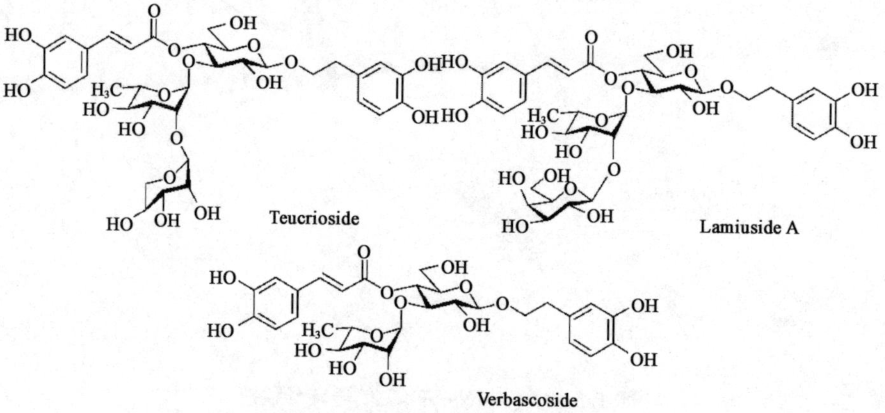

Teucrioside

Lamiuside A

Verbascoside

图 1.6 苯乙醇苷类 CN 抑制剂

Fig. 1.6　Phenylethanoid CN inhibitors

[摘自 Journal of ethnopharmacology, 2011, 137（3）：1 306-1 310]

Ogasawara Y 等[54]人以酵母为模型寻找钙离子通道抑制剂时，发现了 2 个艾里莫芬烷倍半萜类化合物（图 1.7），这类化合物广泛存在于菊科千里光属植物中。研究发现，这两个化合物可解除高钙条件对酵母生产的抑制作用，且对发生 CN 缺失突变的酵母无显著作用，并且作者还通过体外研究证明了这 2 个化合物对 CN 竞争性的直接抑制作用。

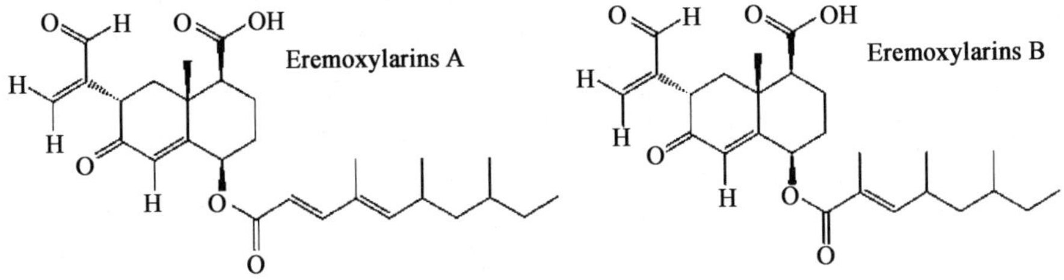

图 1.7　艾里莫芬烷倍半萜类 CN 抑制剂

Fig. 1.7　Arymovir ethane sesquiterpenoid CN inhibitors

［摘自 Journal of Antibiotics, 2008, 61（8）: 496］

Aburai N 等人发现，扁柏提取物 pisiferdiol（图 1.8）可解除高钙条件对酵母生产的抑制作用，且对发生 CN 缺失突变的酵母无显著作用。此外，他们也发现在酵母 *CDRE: laZ* 报告基因系统中，pisiferdiol 可发挥与 FK506 相似的作用。

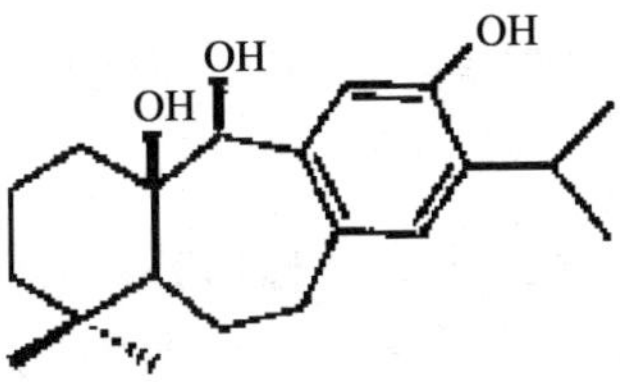

图 1.8　pisiferdiol 的化学结构

Fig. 1.8　The structural formula of pisiferdiol

［摘自 Chemical and pharmaceutical bulletin, 2001, 49（11）: 1 479-1 481[55]］

Li JY 和 Tu Y 等[56]人运用活性追踪的方法从甘草中筛选并分离出了 CN 的抑制剂 Glycyrol（图 1.9），并在后续研究中明确了 Glycyrol 与 CN 的作用形式及位点。此外，Fu YX 等人[57]报道了 Glycyrol 在细胞中对 CN 的作用，并在此基础上研究了 Glycyrol 在小鼠中显著的抗炎和免疫抑制功效。

Wang H 等[58]人从萹蓄中筛选并拿到了 2 种能抑制 CN 活性的黄酮类化合物 quercrtin 和 kaempherol（图 1.10）。研究表明，这两个化合物是以 1：1 的比例直接与 CN 结合，且其表现出对 CN 活性的非竞争性抑制。同时，Wang H 等[59]人还在细胞内验证了这两个化合物对于 CN 的抑制作用，并在细胞和动物水平初步探究了其免疫抑制效果。

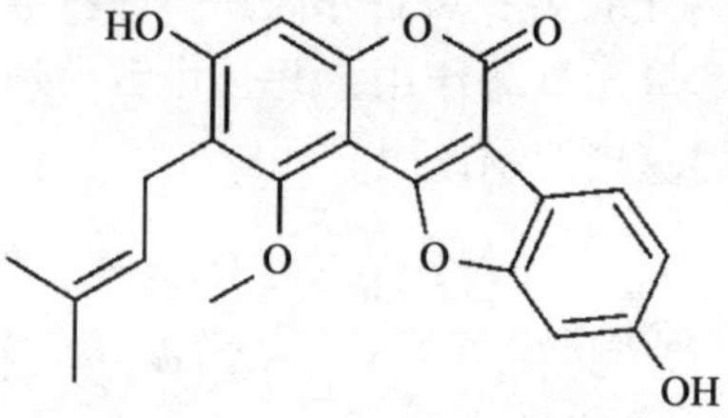

图 1.9　Glycyrol 的化学结构

Fig. 1.9　The structural formula of glycyrol

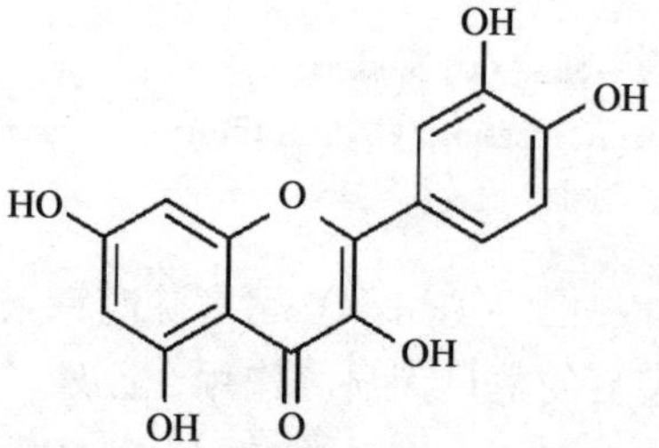

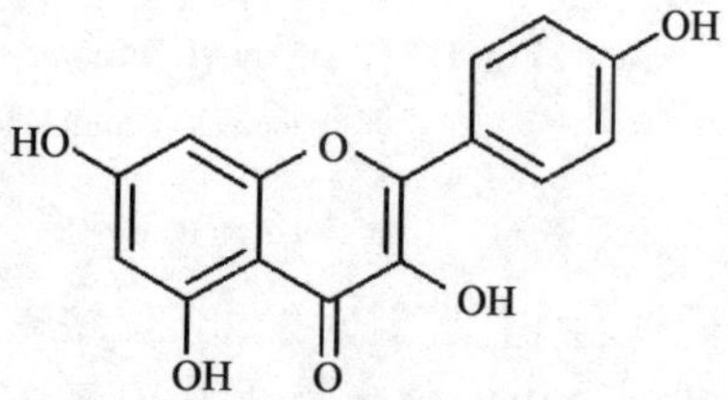

Quercetin　　　　　　　　　Kaempherol

图 1.10　Quercrtin 和 Kaempherol 的化学结构

Fig. 1.10　The structural formula of quercrtin and kaempherol

1.2.5.2　蛋白抑制剂

蛋白抑制剂又称为内源性抑制剂，根据其对 CN 作用机理的差异，又可将其分为直接结合蛋白抑制剂、双向作用蛋白抑制剂和锚定蛋白抑制剂 3 类[60]（图 1.11）。

直接结合蛋白抑制剂：这类蛋白抑制剂可通过与 CN 的直接结合来抑制其活性，主要包括 CN 结合蛋白家族的 Cabin1/cain、FK506 结合蛋白 FKBP38 和 CN 同源蛋白质 CHP 等。

双向作用蛋白抑制剂：该类蛋白抑制剂主要为 CN 调节因子蛋白家族 MCIP/Rcn/CBP1（calcineurin regulator，RCN/MCIP/CBP1），它们既可促进 CN 的作用，又可抑制 CN 的作用。

锚定蛋白抑制剂：这类蛋白抑制剂主要有 AKAP79（A kinase anchoring protein）和 FKBP12 等，其作用是通过与 CN 结合来干扰 CN 对亚细胞器或相关通路的作用。

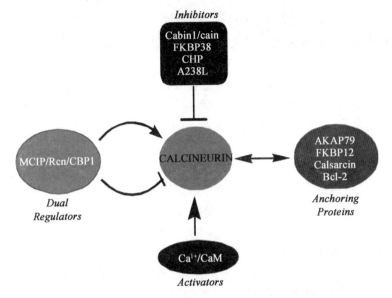

图 1.11　CN 的蛋白抑制剂

Fig. 1.11　The protein inhibitors of CN

［摘自 Biochemical and biophysical research communications，2003，311（4）：1 103—1 109］

1.3　类风湿性关节炎概述

1.3.1　类风湿性关节炎的发病机理

类风湿性关节炎（Rheumatoid Arthritis，RA）是以关节的滑膜炎和关节软骨侵蚀破坏为主要特征，在全球范围内的发病率约为 1%，我国的抽样调查结果约为 0.8%，其主要的病理表现有免疫功能异常、关节滑膜增生、关节软骨及骨组织被破坏 3 个方面[61]。关节的病变主要表现为炎症细胞浸润、滑膜增生、血管翳形成、软骨和滑膜的损伤等[62]；血管翳从关节软骨边缘处的滑膜逐渐向软骨面伸延，最终覆盖在关节软骨面上，从而阻断软骨细胞与滑膜液的接触，进而影响了软骨组织接收营养；另外，滑膜的过度增生、反复发作，引发剧烈的炎症反应，导致关节软骨和骨组织被破坏、关节功能障碍，严重者终致病人残废。

随着分子生物学、免疫病理学、基因工程技术等技术的发展，RA 的病因及发病机理的研究随之深入。到目前为止，RA 的具体发病机理仍无定论，以下是目前公认的、在 RA 的发病过程中起主要作用的几种因素。

1.3.1.1 遗传因素在 RA 中的作用

RA 有明显的家族特点，研究表明由遗传决定的 MHC-Ⅱ类分子与类风湿性关节炎的发生有关，而人类白细胞抗原（HLA）的 DR、DP 和 DQ 恰好也位于这个区域；在 RA 病人的基因内，都有由 HLA-DR 分子的关键结构成分所编码的核苷酸序列；除 MHC-Ⅱ外，一些与炎症功能相关的基因也与 RA 有关，如肿瘤坏死因子 α 过度表达时能促进 RA 的发生发展[63]。

1.3.1.2 免疫细胞在 RA 中的作用

RA 的发病机制至今尚未完全阐明，一般认为 T 细胞、B 细胞免疫功能的异常是 RA 发病的主要机制之一，而 T 淋巴细胞是体内主要的免疫调节和效应细胞，在 RA 的发生和发展过程中起核心作用。根据 CD3$^+$T 淋巴细胞表面标志和功能的不同，可将其分为 CD4$^+$ 和 CD8$^+$ 两大亚群，即功能性 T 细胞主要有 CD4$^+$辅助性 T 细胞和 CD8$^+$抑制性 T 细胞。CD4$^+$ 淋巴细胞可促进免疫细胞增殖、分化、辅助 T 细胞转变为效应 T 细胞、辅助 B 细胞生成抗体、协助巨噬细胞活化等功能；CD8$^+$ 则具有抑制 T 细胞活化、抑制 B 细胞合成和分泌抗体等功能，进而抑制免疫应答。正常状态下，体内的 CD4$^+$/CD8$^+$ 比例应维持一种动态平衡，一旦这种平衡被打乱，就会导致机体免疫功能紊乱而发生疾病，所以，CD4$^+$/CD8$^+$ 比值常被用来反映机体免疫调节的功能是否正常。一般来说，CD4$^+$/CD8$^+$ 比值增高多见于某些自身免疫性疾病，如 RA、SLE、器官移植排斥反应等；CD4$^+$/CD8$^+$ 比值降低多见于某些病毒感染、恶性肿瘤、艾滋病、结核病等。在 CIA 的病理改变中，T 细胞，尤其是 CD4$^+$T 细胞在 RA 病人滑膜组织的病变中起重要作用[64]。CD4$^+$T 细胞又分为 Th1 和 Th2 两种亚型，CD8$^+$细胞又分为 Tc 和 Ts 两类细胞。Th1/Th2 在免疫应答的调节中起重要作用，许多感染性疾病、自身免疫性疾病、移植排斥反应、过敏性疾病等都与 Th1/Th2 的平衡有关；类风湿关节炎与 Th1/Th2 功能和平衡失调关系密切。Th1 细胞的大量表达导致大量 Th1 型细胞因子分泌，而在一定程度上，Th1 的过表达同时又抑制了 Th2 细胞的表达，导致 Th2 的表达缺陷，因此，Th1/Th2 功能平衡失调是决定类风湿关节炎发病的主要因素之一。

T 细胞与多种疾病直接相关。外界抗原刺激导致 T 细胞被活化，细胞外的钙离子会通过钙离子通道流入细胞内，使细胞内钙离子浓度在数秒之内迅速升高，引发一系列免疫反应[65]。其作用机理如下：T 细胞活化后，产生 IL-2 等的细胞因子激活巨噬细胞，巨噬细胞产生大量的 TNF-α、IL-1β 等炎症性细胞因子，进而刺激滑膜成纤维细胞及软骨细胞，使它们产生胶原酶、前列腺素等其他的炎性递质，从而造成软骨坏死、血管翳形成及骨侵蚀；激活的巨噬细胞释放多种炎症介质，其中 IL-1β 和 TNF-α 是 RA 发病机制中起关键作用的炎性细胞因子，它们在免疫和炎症反应中有复杂的放大效应[66]。CII 免疫后，关节滑膜细胞中 CD4[+] T 细胞增多；而 CII 免疫后 CD8[+] T 细胞相对比例减少；Tada 等发现使用 CD8[+]T 细胞缺陷的 DBA 鼠不能诱导出 CIA，说明 CD8[+]T 细胞在 CIA 发病中起辅助调节的作用。类风湿关节炎患者外周血及滑膜中的 B 细胞大多呈激活状态，活动性类风湿关节炎患者外周血的 B 细胞可在体外分泌类风湿因子，其分泌量与 RA 的活动程度有关。滑膜内的 B 细胞和浆细胞均可分泌包括类风湿因子在内的大量免疫球蛋白及其他的自身抗体。

1.3.1.3 细胞因子在 RA 中的作用

Th1 细胞被抗原激活后，产生的细胞因子主要有 IL-2、IL-1、INF-γ、TNF-α、TNF-β 及 IL-12 等，它们可激活单核细胞产生前炎症分子。Th2 细胞被抗原激活后释放 IL-4、IL-5、IL-6、IL-10、IL-13 和 IL-18，这些细胞因子可引起体液免疫反应，而且对单核细胞的活化有一定的调节作用。TNF-α 和 IL-1 在 RA 的发病中的作用最为突出[67]。TNF-α 在机体炎症反应与免疫应答中起举足轻重的作用，它主要是由巨噬细胞和软骨细胞等产生。TNF-α 引起 RA 发生及发展的可能机制是：①诱导滑膜细胞与软骨细胞大量合成前列腺素 E2 和胶原酶，加强局部滑膜炎症反应。②作用于局部创伤部位的血管内皮细胞，血管内皮细胞经 TNF-α 刺激后，出现通透性增高，局部组织的水肿加重，炎性细胞游出增多等现象。③ TNF-α 可使软骨蛋白多糖降解和合成减少，导致关节软骨组织损害和关节滑膜炎症，TNF-α 在 RA 局灶性骨侵蚀的发病机制中起重要作用。④ TNF-α 与 IL-1 协同作用，参与各种金属基质蛋白酶的释放，导致关节软骨被破坏。在鼠胶原诱导型关节炎中，TNF-α 水平显著升高，在关节炎发病前用中性抗 TNF-α 抗体预处理可降低疾病的严重程度[68]。目前，完全人源化的单克隆抗体，英夫利昔单抗（Infliximab）和阿达木单抗（Adalimumab）在美国和欧洲已经用于治疗类风湿性关节炎[69]。IL-1 是导致 RA 关节软骨破坏的另一种最重要的炎症细胞因子，可引起关节局部炎症反应的发生，并在血管翳的形成中起重要作用。IL-1 分 IL-1α 和 IL-1β，主要由单核细胞/巨噬细胞分泌；在关节组织中主要是由滑膜细胞和软骨细胞产生，IL-1 在全身的炎症和疼痛反应中起重要作用[70]。IL-1 是骨和软骨破坏的有力介质，它能抑制糖蛋白的合成，并促进蛋白多糖的降解；IL-1 可以诱导成软骨细胞和滑膜细胞产生前列腺素 E2；并诱导产生破坏软骨的胶原酶、金属基质蛋白酶等。IL-1 可激活巨噬细胞，导致炎症反应；诱导成纤维细胞分化，引发血管翳形成；可激活软骨细胞，导致软骨降解；作用于成骨细胞，促进骨的再吸收（彩插图 1.4）。

IL-2 主要由活化的 Th1 细胞产生，它在自身免疫性疾病、免疫缺陷性疾病的病理过程中起重要作用；在 RA 的发病过程中，IL-2 除了作为炎性因子损伤关节滑膜外，还参与了免疫平衡紊乱的病理过程，其表达的增加与疾病的严重性相关。FK506 主要通过抑制 NFAT/IL-2 信号通路抑制 RA，其具体的机理见彩插图 1.5[71]。

IL-17 是由 T 细胞产生的细胞因子，在 RA 中可加剧炎症作用。在 RA 中，IL-17 可导致血管生成、关节炎症、骨和软骨的破坏，其机理可能是：IL-17 促进软骨细胞、滑膜成纤维细胞表达基质金属蛋白酶；增加蛋白聚糖和胶原酶的活性，促进软骨蛋白多糖和胶原的降解；增强单核/巨噬细胞对软骨基质的破坏；它还可协同 TNF-α 和 IL-β 上调软骨和成骨细胞中 COX-2 的表达，促进前列腺素 E2 的生成[72,73]。在一些 RA 模型中，抑制 IL-17 的产生有助于抑制炎症产生及关节的破坏[73]。IL-6 又被称为 B 细胞分化因子，具有多种生物活性。关节炎患者的血清、关节液、滑膜细胞的培养液上清液中都有大量的 IL-6 存在，血清中 IL-6 含量与 RA 疾病的活动程度密切相关。研究表明，IL-6 能促进活化的 B 细胞增殖并分化成分泌细胞，这可能与自身抗体的产生有关。第四军医大学临床免疫学网站上的一个图（彩插图 1.6）可清晰、直观地说明细胞因子在 RA 中的作用。巨噬细胞被激活后产生 TNF-α、IL-6 和 IL-1，而 TNF-α 本身就可以激活巨噬细胞，还可以诱导产生 IL-6 和 IL-1 和 IL-8。这些细胞因子作用于软骨细胞、成骨细胞及成纤维细胞，诱导其产生金属基质蛋白酶等导致骨和软骨破坏的物质。

1.3.1.4　信号转导通路在 RA 中的作用

（1）NFAT 信号通路。T 细胞活化核因子（Nuclear Factor of Activated T-Cells，NFAT）在免疫应答期间，细胞因子基因的转录调控中起重要作用，NFAT 蛋白在 T 细胞、B 细胞、肥大细胞、天然杀伤细胞（NK）、嗜酸性粒细胞和单核/巨噬细胞中均有表达。NFAT 是 CN 主要的下游蛋白之一，它们形成 CN-NFAT 信号转导通路，介导不同细胞系中 Ca^{2+} 的信号传递，并在细胞核转录调控中起着重要作用。NFAT 通过与细胞核内的一些细胞因子的基因启动子结合而调控细胞因子基因的表达，许多免疫相关细胞因子，如 IL-2，TNF-γ，NF-κB，以及 TGF-β 等的表达调控都是通过 CN-NFAT 信号通路完成，从而促进 T 细胞的增殖分化，发挥免疫调节功能[74]。

（2）NF-κB 信号通路。NF-B 在多种信号通路中起重要作用，它是炎症与免疫反应的交叉点；同 NFAT 一样，NF-κB 也是钙调蛋白磷酸酶的重要底物之一。NF-κB 分子在胞浆中以同源或异源二聚体形式存在，它的激活主要受到其抑制性蛋白 IκB 和 IκB 的激酶（IKK）调节。在静息的细胞中，NF-κB

和 IκB 偶联在一起，可阻止 NF-κB 向细胞核内转运；当细胞遭受各种刺激（如 LPS、TNF 和 IL-1β）后，IκB 被磷酸化从而与 NF-κB 分离；解离下来的 NF-κB 快速转移到核内，与 κB 增强子序列结合进而调节基因表达。免疫和炎症反应中很多基因的表达都是受 NF-κB 调节的[75]。RA 患者关节中 NF-κB 的活化可抑制凋亡的发生，从而导致滑膜组织的过度增生[76]（图 1.12）。

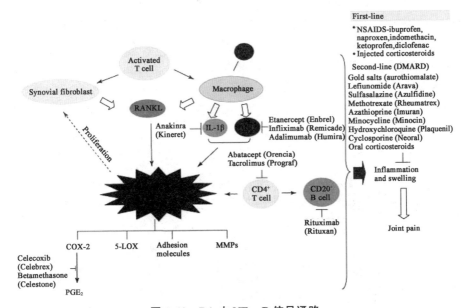

图 1.12　RA 中 NF-κB 信号通路

Fig. 1.12　the signaling pathway of NF-κB in RA

（3）酪氨酸激酶信号通路。大部分细胞因子为低分子量的多肽或糖蛋白，必须与靶细胞表面相应的受体结合，激活特定的信号转导通路，才能发挥调节细胞生长、分化、增殖、调节免疫应答、参与炎症反应等多种生物学效应，因此，近年来滑膜细胞信号转导通路及增殖信号对核内基因表达的调控备受关注。研究发现，大多数细胞因子与其受体结合后，通过一条共同的信号转导途径调控基因的表达，即酪氨酸激酶途径，其中包括受体酪氨酸蛋白激酶 Ras-MAPKs 信号传导通路和非受体酪氨酸蛋白激酶 JAK/STAT 通路。丝裂原活化蛋白激酶（Mitogen-Activatedprotein Kinases，MAPKS）和受体酪氨酸激酶（Receptor-Tyrosine Kinases，RTKs）通过调节细胞内的信号转导通路，在哺乳动物的细胞内发挥重要作用；它们主要涉及细胞的增殖、分化、凋亡、细胞因子的反应、基质金属蛋白酶（MMPs）的表达等[77]。实际上，上述多种机制在RA 发病进程中都很重要，它们互不相斥且相互作用，推动 RA 病变持续进展。

  CN 与自身免疫疾病关系密切，Seung-Ah Yoo 等研究发现，CN 可能是导致慢性 RA 发病的原因之一[42]。在 RA 患者关节滑膜的内层细胞、浸润的淋巴细胞和内皮细胞中，CN 均呈高表达的状态；体外培养条件下，通过 IL-1β、TNF-α 等致炎细胞因子刺激滑膜细胞，可使 CN 活性显著增强；用 TNF-α 或 PMA 刺激 RA 患者的滑膜细胞，Ca^{2+} 的含量和释放水平显著升高。细胞内 CN 的特异性抑制蛋白 Cabin-1，可使 RA 患者滑膜细胞中 IL-6 和基质金属蛋白酶-2（MMP-2）的表达量下降（图 1.13）。在胶原诱导型关节炎小鼠关节内的血管翳的侵入物中 CN 表达量升高。此外，CIA 的病变程度与其滑膜细胞及淋巴结细胞内的 CN 活性密切相关，通过使用 CsA 治疗可缓解关节病变情况。CN 活力的异常升高可诱导致炎症性细胞因子的高表达，从而引发炎性细胞的趋化反应，最终导致滑膜细胞的激活和关节组织的破坏。因此，以 CN 为研究靶点治疗 RA 为 RA 药物开发提供了新的思路。

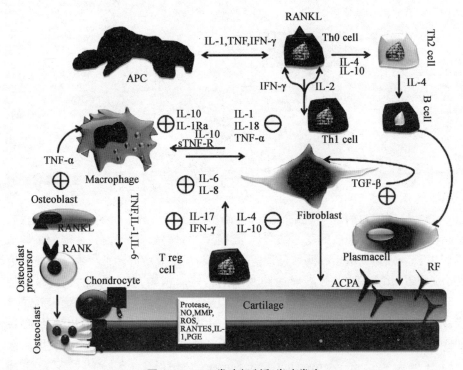

图 1.13 RA 发病机制和炎症发生

Fig. 1.13 Inflammation and the pathogenesis of rheumatoid arthritis

1.3.2 类风湿性关节炎动物模型研究进展

鉴于 RA 的病因及发病机制尚未阐明，RA 的动物模型在此研究中起着重要作用。RA 的常用动物模型有佐剂性关节炎（Adjuvant Arthritis，AA）、胶原性关节炎（Collagen Induced Arthritis，CIA）、反转录病毒诱导的关节炎、乳酸菌属诱导的关节炎、人 TNF-α 基因转化小鼠关节炎和支原体关节炎、自发性关节炎模型（如 K/B×N 模型、SKG 模型）等[78]。动物模型的临床特征与人类 RA 相似，虽然每一种动物模型都不完美，都有一定的局限性，但这些动物模型分别在研究某种致病因子、试用或开辟新的治疗方法等方面具有重要的作用。

1.3.2.1 佐剂型关节炎模型

佐剂型关节炎（Adjuvant-induced Arthritis，AIA）又称弗氏佐剂关节炎，最初是由细菌学家 Freund 创立的，也是免疫学关节炎动物模型的基本方法之一。具体做法如下：用弗氏佐剂（CFA）对敏感品系大鼠进行免疫，如 lewis、wistar、SD（Sprague Dawley）大鼠，从而诱导关节炎的发生[79]。造模多采用大鼠足跖皮下注射法，首次免疫时，在大鼠一侧足跖部注入弗氏完全佐剂，7d 后在同侧进行二次免疫，CFA 用量为 0.1ml。由于结核杆菌上的一个蛋白分子与关节滑膜上的一个糖蛋白分子结构相似，所以，它们可被同种 T 细胞识别，进而在关节内引起免疫和炎症反应。AIA 的临床表现为踝关节、足垫，甚至全足均有明显肿胀。该模型一般免疫 14d 左右出现明显的关节炎症状，发病一周后开始达到高峰期，并能持续 30d 左右。AIA 以滑膜增生，血管翳形成及软骨破坏为主要的病理特征。AIA 是一种典型的免疫性炎症模型，因为其发病过程中存在明显的细胞免疫异常。在我国 AIA 被广泛用于 RA 的药物筛选，反映抗炎镇痛效果和抑制炎症肉芽肿效果；此模型还可部分反映移植免疫诱导效果等。由于该模型没有慢性病理过程，因此与 RA 有较大差异，一般不用于研究 RA 的发病机制。

1.3.2.2 胶原诱导型关节炎模型（CIA）

胶原是由动物细胞合成的一类蛋白类的生物活性高分子物质，它广泛存在于骨、肌腱、软骨、皮肤和其他结缔组织中，参与细胞的分化、增殖和迁移，并可促进细胞生长。Ⅱ型胶原主要分布于软骨、眼球玻璃体、角膜上皮、胚胎的上皮细胞—间充质细胞过渡期中。Ⅱ型胶原诱导的关节炎模型由 Trentham 等于 20 世纪 70 年代首次报道。CIA 是一种由 Ⅱ型胶原诱导的试验动物关节炎，首先在大鼠上诱导成功，后来发现用异种的 Ⅱ型胶原和弗氏完全佐剂在一些易感的小鼠品系上也可诱导成功。CIA 的易感性和 MHC-Ⅱ基因的 I-Aq 位点有关，多种不同品系的大鼠或小鼠携带与 CIA 易患有关的 MHC II，经异种 CII 诱导可发生慢性自身免疫性炎症，并有抗自身 CII 抗体产生，关节的病理改变与 RA 及其相似，表 1.1 列举了用于 CIA 模型主要的动物品系及特征，DBA/1 是最常用于制作 CIA 模型的小鼠品系。II 型胶原（CII）是关节软骨的主要组成蛋白，是由 1 018 个氨基酸组成的同源三聚体，正常情况下，II 型胶原不会与免疫细胞相遇，机体的免疫细胞不识别 II 型胶原，可用于引起自身免疫细胞攻击关节[80]。这个模型被广泛用于类风湿发病机制、药物筛选及关节炎治疗的研究。

CIA 在初次免疫后 21~25d 出现多关节肿胀，35d 左右达到肿胀高峰，35d 后肿胀开始衰减，血清中炎症细胞因子水平下降。CIA 以关节滑膜的 T 细胞和 B 细胞的增生、衬里细胞层数增加、形成血管翳、关节软骨及骨组织被不同程度的侵蚀和破坏为主要的病理特征。由于 CIA 的发病、临床表现、免疫病理反应与人类类风湿性关节炎极为相似，因此已成为目前国际公认的研究类风湿性关节炎和其他自身免疫性疾病药物筛选时的公认动物模型。

表 1.1 CIA 动物模型主要的品系、遗传及病理特征

品系	MHC II	II 型胶原类型	关节炎发生率（%）	CIA 特点
近郊系小鼠				
DBA/1	H-2q	牛、鸡、人	90~100	
B10. Q	H-2q	牛、鸡、人	75	对称性的关节肿胀，表现为持续性关节炎症、炎症性细胞浸润、滑膜增生、软骨侵蚀；雄性的发病率高且严重
B10. G	H-2q	牛、鸡、人	45	
NFR/N	H-2q	牛、鸡、人	69	
C3H/Q	H-2q	牛、鸡、人	100	
C57BL/6	H-2b	鸡	70	
B10，RIII	H-2r	牛、猪	78	
近郊系大鼠				
DA	不明确	牛、鸡	100	
Lewis	不明确	牛、鸡、人	73	对称性关节肿胀，持续性关节炎症、炎症性细胞浸润、滑膜增生、软骨侵蚀、第一次免疫后 13~17d 出现关节炎症状
BBDR	Rtlu	人、牛、鸡	100	
封闭群大鼠				
Wistar	Rtlu	牛、人、鸡	53~74	
SD	不明确	牛、人、鸡	64	

1.3.2.3 人 TNF-α 基因转化小鼠关节炎

将人 TNF-α 基因连接到试验鼠的 p 球蛋白基因上，携带人 TNF-α 基因的转化小鼠在出生 4 周左右发生慢性关节炎。病变关节可见滑膜增生、软骨破坏、巴细胞浸润、并伴有关节周围软组织炎，若从动物出生开始连续注射给予抗 TNF-α 抗体，可防止关节炎的发生。虽然其病理变化与人 RA 的相似性有待进一步研究，但是该模型证明 TNF-α 本身有致关节炎的作用，为其在人类 RA 发病机制中的重要作用提供了有力的证据。

1.3.2.4 其他诱导性关节炎模型

用卵清蛋白溶解于生理盐后与等量弗氏佐剂混匀，注入动物背部皮下致敏可以诱导出卵蛋白诱导的关节炎模型，其模型病理改变有滑膜增生、血管翳形成和软骨及骨破坏，其发病机制与类风湿性关节炎有些类似。诱导的关节炎是一种大鼠独有的关节炎模型，诱导方法如下：将弗氏不完全佐剂注射于大鼠皮下，14d 作用即可出现 OIA，这种模型的关节肿胀程度较其他类型的关节炎模型轻。

1.3.3 RA 的治疗

由于 RA 的发病机制并不十分明确，因此尚无根治之法。目前，治疗还是以延缓病情发展、减轻发病程度，以提高患者的生活质量为主。在治疗 RA 的方法中，以药物治疗为最常用手段，此外还有基因治疗和外科手术等方法。目前，用于治疗 RA 的药物主要分为改善症状类抗风湿药、改善病情类抗风湿药、糖皮质激素及植物药等。

1.3.3.1 改善症状抗风湿药

改善症状抗风湿药物主要分为非甾体抗炎药（NSAIDs）和镇痛药两类，此类药物可以缓解发热、疼痛、炎症等症状，但不能控制病情进展。NSAIDs 种类较多，应用广泛，可分为非特异性环氧化酶（COX）抑制剂、特异性 COX-2 抑制剂。非特异性 COX 抑制剂可抑制 COX 活性，减少花生四烯酸生成前列腺素，但其选择性差、副作用严重等原因，使其使用受到限制；特异性 COX-2 抑制剂，通过选择性抑制 COX-2 的活性从而抑制炎症部位合成前列腺素，而对保护肠道的前列腺素没有影响，减轻了非特异性 COX 抑制剂的胃肠道反应。然而，其对心血管产生的不良反应，也使得这类药物的使用受到限制。

1.3.3.2 改善病情抗风湿药

改善病情抗风湿药可分为非生物制剂和生物制剂，此类药物除了可以缓解关节炎症状如疼痛、炎症外，还可缓解病程进展，但不能用于治疗关节损伤。

非生物制剂多为免疫抑制剂，如环磷酰胺、甲氨蝶呤（MTX）、咪唑立宾、来氟米特、环孢菌素 A 等，通过抑制淋巴细胞作用进而缓解病情，并可通过联合用药增加疗效、降低毒副反应。生物制剂宜与 MTX 联合用药，近年来开发的生物制剂如 TNF-α 抗体、抗 IL-26 抗体及抗 IL-26 受体抗体、人鼠嵌合型 TNF2A 单克隆抗体等。这类药物的靶点针对的是细胞因子、免疫细胞等。TNF-α 抗体是最先用于治疗 RA 的生物药，目前，生物制剂中有一种由美国惠氏生产的药物 Etanercept（商品名 Enbrel），它是一种可溶性重组 TNF 受体融合蛋白。它是利用基因重组技术在中国仓鼠卵巢细胞中表达生产的，其治疗 RA 的机制为竞争性和血 TNF-α 结合，阻断 TNF-α 和细胞表面 TNF 受体结合；然而其昂贵的价格使它的广泛应用受到了限制[81]。

1.4　山竹子研究进展

天然产物在新药的发现和发展中起到关键的作用，许多热带植物具有成为治疗药物的潜力。山竹子（*Garcinia mangostana* L.）又称倒捻子、凤果或莽吉柿，属于藤黄科（Guttiferae）山竹子属，属热带常绿中型乔木，广泛地分布在东南亚地区[82]。山竹子的树皮，果皮或成熟的果实作为传统的药，在民间被人们尝试着治疗腹痛、腹泻、痢疾、伤口感染、化脓和慢性溃疡等一些疾病[83]。除外之外，山竹子还具有抗炎活性[51]。

Isogarcinol 是多异戊烯基取代的苯甲酮类化合物，最早于 1981 年被 Krishnamurthy N 从藤黄科植物（*Garcinia indica*）分离出来，并解析出结构[84]。近些年，人们对 isogarcinol 的研究仅限于化学结构的研究，关于其药理作用的研究鲜有报道[85,86]。

1.5　蛋白质与小分子相互作用的研究方法概述

蛋白质是一类重要的生物大分子，在生物体内占有特殊的地位，它与营养、发育、遗传、新陈代谢等生命活动有着密切的联系。在生物体内，药物小分子大多是通过与蛋白相互作用而展现的，因此，研究蛋白质与小分子的相互作用是化学和生命科学热门的课题之一，也是探索药物小分子的药理活性和毒性反应的基本途径之一。开展研究生物大分子和有机小分子相互结合作用，有助于深入了解药效发挥的详细过程，为科学用药、新药筛选、设计和开发等提供科学依据和理论指导。常见的研究方法有等温滴定量热法（ITC）、荧光光谱法、圆二色性光谱法、基于表面胞质基因组共振分析、红外光谱法和核磁共振法等。

1.5.1 等温滴定量热法（ITC）

等温滴定量热法（Isothermal Titration Calorimetry，ITC）是近年来发展起来的一种研究生物热力学与生物动力学的重要结构生物学方法，它通过直接测量化学或生化反应过程热变化提供反应过程的热力学信息。典型的等温滴定量热法（ITC）试验是在一个反应的孔里连续添加一种药物到一种蛋白溶液中，每次滴定后，反应热放出或吸收，这些都可以被ITC所检测到。等温滴定量热法（ITC）是研究蛋白质与小分子药物相互作用的理想技术，因为它能提供蛋白质—小分子相互作用的完整热力学参数，可以得到结合常数、结合位点数以及焓变和熵变。除了这些信息，ITC还可以测量不同温度下相互作用热量动态变化。因此，这些数据可以提供相互作用的热力学特征，特别是与其他技术得到的结构信息的帮助下，可以帮助理解在分子水平上相互作用的机制。蛋白与小分子相互作用的理解，有助于理解蛋白的调控机制，也有助于合理的药物设计[87]。ITC还可以用于研究酶促反应动力学，获得了酶促反应的各种热力学和动力学信息（如酶促反应的Km和kcat），探究相关催化机理。

尽管有许多技术方法能应用于研究蛋白质与小分子相互作用过程，ITC具有非特异性的独特优势（对研究体系的溶剂性质、光谱性质和电学性质等没有任何限制），样品用量少，方法灵敏度和精确度高等优点，是研究蛋白质与小分子相互作用的强有力研究手段[88]。除了结构方面，直接测得结合过程的热力学参数是理解蛋白质与小分子相互作用机制所必需的。虽然等温滴定量热法已广泛应用于蛋白质与小分子的研究中，但它有时候很难被正确解释，主要是由于很难从试验数据的信息得到正确热力学信息（ITC只能给出热量的变化，不能给出具体是哪些物质相互作用放出的热）。因此，利用等温滴定量热法研究蛋白质相互作用时，对样品的纯度要求很高。

等温滴定量热法（ITC）的试验对象可以是任意尺寸的分子或者是分光镜无法检测的化合物。此外也不需要制备衍生物或者将蛋白固定。但是，过高或过低的亲和过程无法用等温滴定量热法进行研究，而且有时候大量的材料需要精确测量，用该方法也是不大可行的。该方法还有一个问题是费时，因为完成一次滴定试验至少需要2.5h，有时候甚至更久。在设置中，配体添加到检测孔中进行热平衡也会花去30~60min。最后，作为一种完全非分离技术，样品是需要高度纯化的。

1.5.2　荧光光谱法

荧光是指荧光分子中的电子由第一电子激发单重态跃迁到基态的过程中所伴随的发光现象。荧光物质的分子结构使其对光的吸收和发射具有光谱选择性，荧光光谱可分为激发谱和发射谱两种。激发光谱是指在不改变测定荧光波长的情况下，改变激发光的波长，测得荧光强度的变化情况，根据荧光强度对激发波长的变化得到的图谱。发射光谱是指在不改变激发波长的情况下，变化测量荧光的波长，测得荧光强度的变化情况，根据荧光强度对荧光发射波长的变化得到的图谱。荧光光谱法能提供发射光谱、激发光谱、荧光寿命、荧光强度和量子产率等信息，从而能够帮助鉴定药物的结合位点，而且还能用于计算在药物和蛋白质上的荧光团之间的距离[89]。

在蛋白质分子中，芳香族氨基酸中的色氨酸（Trp）、酪氨酸（Tyr）以及苯丙氨酸（Phe）都能发射荧光。通常在 280nm 或更长的波长激发条件下，Phe 不被激发，所以很少能检测到 Phe 的发射。大多数蛋白质都含有几个不同的 Trp 残基，且 Trp 残基对微环境的变化很敏感，在 295nm 为激发波长的条件下，基本只发射色氨酸荧光[90]。因此，检测色氨酸荧光来研究蛋白质分子的构象及其与药物小分子的相互作用。

1.5.3　荧光猝灭

荧光强度取决于荧光分子的摩尔消光系数和荧光量子产率。当环境影响这两个因素使荧光过程与其他跃迁过程相比减弱时，就产生了荧光猝灭。荧光猝灭是一种较常见的现象，广义上是指任何可以使荧光强度降低或者荧光量子产率降低的作用，但狭义的定义仅指由于荧光物质分子与溶剂分子或其他溶质分子的相互作用引起的荧光强度降低的物理或者化学过程[91]。

药物小分子加入蛋白质溶液中引起的蛋白质固有的荧光强度下降的猝灭机制可分为静态猝灭和动态猝灭。前者发生于猝灭剂和荧光物质的基态分子之间的相互作用，两者反应形成不发光的复合物，这种复合物降低了荧光物质的浓度，并且与荧光物质本身在吸收光能量方面形成竞争，且生成的基态复合物吸收光能跃迁为激发态复合物后很难发射光子释放能量，造成荧光强度降低。后者是发生在猝灭剂和荧光物质的激发态分子之间的相互作用，通过两种激发态分子间的碰撞，进行能量或电荷的转移，荧光激发分子释放激发能，返回基态。荧光猝灭机理可用 Stern-Volmet 方程：

$$F0/F = 1 + Ksv\,[Q] = 1 + Kq\tau0\,[Q] \qquad （式1-1）$$

式 1-1 中，F、$F0$ 分别是有和无猝灭剂时的荧光强度；$[Q]$ 为猝灭剂质量浓度；Ksv 为猝灭常数；$\tau0$ 为生物分子的平均荧光寿命（约 $10^{-8}s$）；Kq 为双分子淬灭过程速率常数。通常荧光淬灭的机制可以以 Kq 是否大于 2×10^{10} M^{-1} S^{-1} 来判断。

在确定药物小分子与蛋白质之间为静态猝灭，形成稳定的复合物后，可由式 1-2 求出其结合反应的结合常数 Ka 和结合位点数 n。

$$\lg\left[(F0-F)/F\right] = n \cdot \lg\left[Q\right] + \lg Ka \qquad （式 1-2）$$

1.5.4　荧光共振能量转移

荧光共振能量转移实际上是一种非辐射跃迁，通过分子间电偶极的相互耦合作用将供体激发态能量转移到受体激发态的过程。

据 Förster 非辐射能量转移理论，当供体的荧光发射光谱与受体的吸收光谱有足够的重叠，且供体与受体之间的最大距离不超过 7nm 时，将会发射非辐射能量转移，导致供体荧光猝灭[92]。受体与荧光供体之间距离可由以下公式计算：

$$E = R_0^6 / (R_0^6 + r6) = 1 - F/F0 \qquad （式 1-3）$$
$$R_0^6 = 8.8 \times 10^{-25} K^2 N^{-4} \Phi J \qquad （式 1-4）$$
$$J = \Sigma F(\lambda)\varepsilon(\lambda)\lambda^4\Delta\lambda/\Sigma F(\lambda)\Delta\lambda \qquad （式 1-5）$$

其中，E 为能量转移效率；R_0 为转移效率 $E = 50\%$ 时的临界距离；r 为供体与受体的结合距离；F_0 为没加入受体时供体的荧光强度；F 为供体在受体存在时的荧光强度；K^2 为偶极空间取向因子（通常取 2/3）；N 为介质的折射指数（通常取水和有机溶剂的平均值为 1.336）；Φ 为供体的光量子产率，按照文献报道的方法测量[93]；J 为蛋白质荧光发射光谱与受体吸收光谱间的光谱重叠积分；$F(\lambda)$ 荧光供体在波长 λ 处的荧光强度，$\varepsilon(\lambda)$ 则为受体在波长 λ 处的摩尔消光系数，单位是 $cm^{-1}M^{-1}$。

1.5.5　圆二色光谱

圆二色性（Circular Dichrosm，CD）是由于包含发色团的分子的不对称性而引起左右两圆偏振光具有不同的光吸收的现象。蛋白质的圆二色性是指当平面圆偏振光通过光活性生色基团（肽键、芳香氨基酸残基、二硫键）时，生色基团对左右圆偏振光的吸收不同，造成了偏振光矢量的振幅差，使得圆偏振光变成椭圆偏振光的现象。

蛋白质的圆二色性光谱主要指活性生钯基团和折叠结构方面圆二色性的总和。一般根据电子跃迁能级能量的大小可分为 3 个波长范围：250nm 以下主要由肽键的 n→π 电子跃迁引起的远紫外光谱区[94]；250~300nm 主要由侧链芳

香基团的 $\pi \rightarrow \pi$ 电子跃迁引起的近紫外光谱区[95]；300~700nm 主要由蛋白质辅基等外在生色基团引起的紫外—可见光光谱区[96]。

蛋白质的二级结构指的是其主链的构象，主要有 α-螺旋、β-折叠、β-转角和无规卷曲 4 种常见的空间形态。蛋白质的圆二色谱主要由肽键的相互作用引起，肽键的吸收范围在 190~250nm，因此通常这波长范围作为检测波长。远紫外区的圆二色光谱反映了蛋白质或多肽的规则二级结构中肽键排列的方向和能级跃迁情况，可以通过对谱带位置和吸收强弱的分析对比来研究不同蛋白质或多肽的二级结构。

1.5.6　表面等离子体共振技术

表面等离子共振（Surface Plasmon Resonance，SPR）技术通过监测相互作用分子表面的折光系数的变化，来分析生物分子间相互作用。在研究蛋白与药物小分子相互作用时，SPR 技术包括将蛋白质固定在表面，实时跟踪检测蛋白与流过表面的药物小分子间结合、解离的过程，通过分析传感图谱而获得蛋白与小分子相互作用的模式、亲和力常数和动力学结合常数等方面信息[89]。表面等离子共振是一种物理光现象。当一束平面光波以临界角从介质 A 进入到折射率更小的介质 B 时，就会发生全反射，即入射光不进入介质 B。实际上，由于波动效应，有一部分光的能量会穿过界面渗透到介质 B 中，且能量呈指数性衰减，这就是所谓的倏逝波（Evanescent Wave）。如果在发生全发射的界面涂上一层约 50nm 的金膜，金膜中的自由电子就会在平衡位置附近以一定的频率振动，形成一种偏振的横磁波，即表面等离子波（Surface Plasmon Wave）。当入射光为偏振光且倏逝波的频率与自由电子振动频率一致时，金属表面的自由电子就吸收光能发生共振，反射光强度减弱，反射光谱上出现共振峰。这时的入射角为共振角（SPR 角）。当紧靠在金属薄膜表面的介质介电特性改变时，SPR 角的位置将发生变化，通过这种变化就可以推断金属薄膜表面介质所发生的变化，即可以分析薄膜表面的分子发生了怎样的相互作用。

SPR 应用于生物分子相互作用的分析已经实现了仪器的集成化。基于 SPR 技术的仪器生产商包括 BIAcore、Nippon Lasers、Prolinx、IBIS 等，其中 BIAcore 公司研发生产的 BIAcore 系列 SPR 生物传感仪器得到了广泛的应用。SPR 技术可应用于分子间相互作用的众多领域的研究，比如探索分子间有无结合以及相互作用的亲和力、结合/解离的快慢，分析结合位点和结合顺序等。

1.5.7　紫外—可见吸收光谱法

紫外—可见吸收光谱（UV-vis absorption spectroscopy）是一种方便、常用

的研究小分子与蛋白质相互作用的方法。蛋白质分子中某些氨基酸残基（芳香氨基酸）和一些小分子中含有生色团，在紫外光谱中能产生吸收峰。根据小分子或蛋白质的吸收峰在相互作用前后的峰形和峰位变化就可以判定小分子是否与蛋白质发生作用，并得到作用方式、热力学参数等信息[97]。由于紫外可见光谱所反映的信息量有限，可结合其他光谱学方法进行研究。

1.5.8　红外光谱法

红外光谱法（infrared spectrometry，IR）在小分子与生物大分子相互作用的研究中较常见，它能提供物质结构方面的数据，反映出分子间相互作用的信息。蛋白质与小分子相互作用的研究主要通过蛋白质分子二级结构的变化来进行。蛋白质骨架肽链羧基伸缩振动产生红外光谱中的酰胺 I 谱带（1 620~1 700cm^{-1}）。波数在 1 650~1 658cm^{-1} 处峰面积含量代表 α-螺旋的含量，1 620~1 640cm^{-1} 处是 β-折叠的含量。若小分子与蛋白质分子接触后，α-螺旋和 β-折叠的含量发生变化，则证明小分子与蛋白质分子之间存在相互作用，并得到小分子对蛋白质二级结构变化的影响[98]。

1.5.9　电化学方法

电化学方法（electrochemical methods）由于其高灵敏度和高选择性，且不受传统生物样品中混浊、颜色干扰的优点得到了较广泛的应用。该方法的前提是小分子具有电化学活性。当小分子与蛋白质相互作用后，小分子的特征还原峰电流会下降，峰位也会移动。通过分析可以研究二者形成复合物的整个电子转移过程，分子间相互作用力的大小，揭示许多生物现象和药理作用。该方法受到药物分子电化学活性的限制，但对于一些不能用光谱法进行研究的分子相互作用是一种较好的方法[99]。

1.5.10　核磁共振波谱技术

核磁共振波谱技术（Nuclear Magnetic Resonance Spectroscopy，NMR）是唯一能够在原子分辨率下观察溶液中生物大分子三维结构的方法，在蛋白质—小分子相互作用过程中得到广泛应用，可得到在接近生理条件下蛋白质分子三维结构、蛋白质—分子复合物构象、小分子的质子化状态、结合位点的位置和结构及动力学（如化学位移、弛豫时间、偶合常数及谱峰强度等参数）等方面的信息[100]。随着同位素标记的应用、异核技术的发展及高场核磁共振谱仪的出现，核磁共振可分析的蛋白质的分子量可达 50kDa，甚至高达 82kDa。虽然NMR 能对蛋白质二级结构进行准确定位，但由于其要求蛋白质在水溶液中稳定、有较高溶解度、不聚合、不降解，且分析较复杂，故 NMR 在对蛋白质二级结构的研究中还有一定的局限性。利用 NMR 技术研究小檗碱-BSA 相互作用，结果表明小檗碱环上芳香质子与 BSA 有较强结合，其他烷基质子与 BSA 的结合较弱，小檗碱与 BSA 相互作用时的饱和浓度比为 60∶1。此外，研究还发现苯甲酸钠与 BSA 的主要结合部位为苯甲酸钠分子的苯环片段，其苯环片段能与 BSA、胃蛋白酶的芳香性氨基酸残基的芳香环间发生 π-π 电子堆积作用，环电流对苯甲酸钠苯环上的 H 原子去屏蔽效应增强，且苯甲酸钠苯环 H 原子的化学位移向低场移动。

1.5.11　计算机模拟分子对接技术

计算机模拟分子对接技术（Molecular Docking Method，MDM）是对已知三维结构的受体和配体，通过不断优化受体的位置、构象、分子内部可旋转键的二面角及其氨基酸残基侧链和骨架，找到配体与受体在其活性区域相结合时能量最低的构象[98]。根据对接分子构象变化与否，可将分子对接分为刚性对接、柔性对接和半柔性对接。分子对接要求参与对接的分子在空间结构和能量上均相互匹配。常用的分子对接程序包括 DOCK 程序、AutoDock 程序、FlexX 对接软件、Surflex 程序、Affinity、LigandFit、GOLD、Glide，根据不同受体、配体可选择不同的对接模型和对接程序。Farnoushd 研究吡格列酮与 HSA 的分子对接，发现吡格列酮通过氢键与 HSA 上的 Arg-257、Lys-274、His-440 和 Leu-112 残基相结合，Trp-214 与结合部位间的结合距离为 2.2nm，与荧光共振能量转移计算的 2.1nm 接近。研究儿茶酚类、黄酮类和羟基肉桂酸类与 BSA 间的分子对接发现，在所研究的酚类中，与 BSA 的对接亲和力从大到小依次为酯化的儿茶酚 > 表没食子儿茶素 > 带糖基化的山奈酚 > 普通山奈酚 > 结构简单的羟基肉桂酸（如咖啡酸、p-香豆酸），且大多数酚与 BSA 的结合位点位于 BSA 上的 Trp213 残基附近。

综上所述，钙调蛋白磷酸酶（Calcineurin，CN）是一种受 Ca^{2+}/CaM 调节的 Ser/Thr 蛋白磷酸酶，在生物体内具有重要的生理活性，尤其在免疫反应的 T 细胞活化过程起着关键作用。以 CN 为靶酶的免疫抑制剂 FK506 和 CsA 的发现给器官移植和自身免疫性疾病的药物治疗开辟了新的途径。器官移植和自身免疫性疾病患者，一般都需要终身服用免疫抑制药物。钙调蛋白磷酸酶抑制剂 CsA 和 FK506 一直都是实质器官移植及多种自身免疫性疾病治疗的首选药物。但是，CsA 和 FK506 有肾毒性、肝毒性和神经毒性等副作用影响它们的长期使用，而传统的中草药以其丰富的资源和毒副作用少等特点备受关注。因此，从传统中草药中寻找高效、低毒、新颖、并能口服的钙调蛋白磷酸酶抑制剂具有重要的意义。

　　本文以钙调蛋白磷酸酶为靶酶对中草药进行筛选，并对其有效成分进行活性追踪，寻找新颖的钙调蛋白磷酸酶抑制剂。在获得新的钙调蛋白磷酸酶抑制剂单体的基础上，对其抑制 CN 的酶学机制、与 CN 相互作用、细胞药理学和体内药理学进行研究，为其成为新颖的口服免疫抑制剂提供试验依据。

参考文献

［1］　Christians U, Klawitter J, Clavijo C F.Bioequivalence testing of immuno-suppressants: concepts and misconceptions ［J］. Kidney international, 2010, 77: S1-S7.

［2］　Munck A, Guyre P M, Holbrook N J.Physiological functions of glu-cocorticoids in stress and their relation to pharmacological actions ［J］. Endocrine reviews, 1984, 5 (1): 25-44.

［3］　De Bosscher K, Vanden Berghe W, Haegeman G.Mechanisms of anti-inflammatory action and of immunosuppression by glucocorticoids: neg-ative interference of activated glucocorticoid receptor with transcription factors ［J］. Journal of neuroimmunology, 2000, 109 (1): 16-22.

［4］　Ahmed A R, Hombal S M.Cyclophosphamide (Cytoxan). A review on relevant pharmacology and clinical uses ［J］. Journal of the American Academy of Dermatology, 1984, 11 (6): 1 115.

［5］　Meagher L J, Wines N Y, Cooper A J.Atopic dermatitis: review of im-munopathogenesis and advances in immunosuppressive therapy ［J］. Australasian journal of dermatology, 2002, 43 (4): 247-254.

［6］　Fraser A, Orchard T, Jewell D.The efficacy of azathioprine for the treatment of inflammatory bowel disease: a 30 year review ［J］. Gut, 2002, 50 (4): 485-489.

［7］　Hawthorne A, Hawkey C.Immunosuppressive drugs in inflammatory bowel disease. A review of their mechanisms of efficacy and place in therapy ［J］. Drugs, 1989, 38 (2): 267.

［8］　Jørgensen K A, Koefoed Nielsen P, Karamperis N.Calcineurin phos-phatase activity and immunosuppression. A review on the role of calci-neurin phosphatase activity and the immunosuppressive effect of cyclos-porin A and tacrolimus ［J］. Scandinavian journal of immunology,

2003, 57 (2): 93-98.

[9] Matsuda S, Koyasu S. Mechanisms of action of cyclosporine [J]. Immunopharmacology, 2000, 47 (2): 119-125.

[10] Matsuda S, Moriguchi T, Koyasu S, et al. T lymphocyte activation signals for interleukin-2 production involve activation of MKK6-p38 and MKK7-SAPK/JNK signaling pathways sensitive to cyclosporin A [J]. Journal of Biological Chemistry, 1998, 273 (20): 12 378-12 382.

[11] Mulay A V, Hussain N, Fergusson D, et al. Calcineurin Inhibitor Withdrawal from Sirolimus-Based Therapy in Kidney Transplantation: A Systematic Review of Randomized Trials [J]. American journal of transplantation, 2005, 5 (7): 1 748-1 756.

[12] Klintmalm G. A review of FK506: a new immunosuppressant agent for the prevention and rescue of graft rejection [J]. Transplantation Reviews, 1994, 8 (2): 53-63.

[13] Gummert J F, Ikonen T, Morris R E. Newer Immunosuppressive Drugs A Review [J]. Journal of the American Society of Nephrology, 1999, 10 (6): 1 366-1 380.

[14] Hooks M A. Tacrolimus, a new immunosuppressant——a review of the literature [J]. The Annals of pharmacotherapy, 1994, 28 (4): 501-511.

[15] Kahan B D. Sirolimus: a comprehensive review [J]. Expert opinion on pharmacotherapy, 2001, 2 (11): 1 903-1 917.

[16] Kobayashi S, Kishimoto T, Kamata S, et al. Rapamycin, a specific inhibitor of the mammalian target of rapamycin, suppresses lymphangiogenesis and lymphatic metastasis [J]. Cancer science, 2007, 98 (5): 726-733.

[17] Abraham R T, Gibbons J J, Graziani E I. Chemistry and Pharmacology of Rapamycin and its Derivatives [J]. The Enzymes, 2010, 27: 329-366.

[18] Webster A C, Lee V W, Chapman J R, et al. Target of rapamycin inhibitors (sirolimus and everolimus) for primary immunosuppression of kidney transplant recipients: a systematic review and meta-analysis of randomized trials [J]. Transplantation, 2006, 81 (9): 1 234-

1 248.

[19] Appel G B, Radhakrishnan J, Ginzler E M. Use of mycophenolate mofetil in autoimmune and renal diseases [J]. Transplantation, 2005, 80 (2S): S265-S271.

[20] Pitman M, Woodcock J, Lopez A, et al. Molecular targets of FTY720 (fingolimod) [J]. Current molecular medicine, 2012.

[21] Rosen H, Gonzalez-Cabrera P J, Sanna M G, et al. Sphingosine 1-phosphate receptor signaling [J]. Annual review of biochemistry, 2009, 78: 743-768.

[22] Tsunemi S, Iwasaki T, Kitano S, et al. Effects of the novel immuno-suppressant FTY720 in a murine rheumatoid arthritis model [J]. Clinical Immunology, 2010, 136 (2): 197-204.

[23] Bode C, Gräler M H. Immune regulation by sphingosine 1-phosphate and its receptors [J]. Archivum immunologiae et therapiae experi-mentalis, 2012: 1-10.

[24] Sgro C. Side-effects of a monoclonal antibody, muromonab CD3/ortho-clone OKT3: bibliographic review [J]. Toxicology, 1995, 105 (1): 23-29.

[25] Bonnefoy Berard N, Revillard J P. Mechanisms of immunosuppression induced by antithymocyte globulins and OKT3 [J]. The Journal of heart and lung transplantation: the official publication of the Interna-tional Society for Heart Transplantation, 1996, 15 (5): 435.

[26] Binder M, Vögtle F N, Michelfelder S, et al. Identification of their epitope reveals the structural basis for the mechanism of action of the immunosuppressive antibodies basiliximab and daclizumab [J]. Cancer research, 2007, 67 (8): 3 518-3 523.

[27] Fulton B, Markham A. Mycophenolate mofetil. A review of its pharma-codynamic and pharmacokinetic properties and clinical efficacy in renal transplantation [J]. Drugs, 1996, 51 (2): 278.

[28] Wang X W, Xie H. Recent studies on Tripterygium wilfordii [J]. Drugs of the future, 1999, 24 (9): 991-999.

[29] Ramgolam V, Ang S, Lai Y, et al. Traditional Chinese medicines as immunosuppressive agents [J]. Annals of the Academy of Medicine, Singapore, 2000, 29 (1): 11.

[30] Bao J, Dai S M. A Chinese herb Tripterygium wilfordii Hook F in the treatment of rheumatoid arthritis: mechanism, efficacy, and safety [J]. Rheumatology international, 2011, 31 (9): 1 123-1 129.

[31] 王思琪. 山茱萸现代药理作用研究进展 [J]. 医药前沿, 2016, 6 (7).

[32] 周时. 中药川芎中有效成分的药理作用研究 [J]. 内蒙古中医药, 2015, (5): 157-157.

[33] Johnson L, Barford D. The effects of phosphorylation on the structure and function of proteins [J]. Annual review of biophysics and biomolecular structure, 1993, 22 (1): 199-232.

[34] Shi Y. Serine/threonine phosphatases: mechanism through structure [J]. Cell, 2009, 139 (3): 468.

[35] Klee C B, Ren H, Wang X. Regulation of the calmodulin-stimulated protein phosphatase, calcineurin [J]. Journal of Biological Chemistry, 1998, 273 (22): 13 367-13 370.

[36] Rusnak F, Mertz P. Calcineurin: form and function [J]. Physiological reviews, 2000, 80 (4): 1 483-1 521.

[37] Li H, Rao A, Hogan P G. Interaction of calcineurin with substrates and targeting proteins [J]. Trends in cell biology, 2011, 21 (2): 91-103.

[38] Sakuma K, Yamaguchi A. The functional role of calcineurin in hypertrophy, regeneration, and disorders of skeletal muscle [J]. Journal of Biomedicine and Biotechnology, 2014, 2010 (1): 721 219.

[39] Kissinger C R, Parge H E, Knighton D R, et al. Crystal structures of human calcineurin and the human FKBP12 - FK506 - calcineurin complex [J]. Nature, 1995, 378 (7): 641-644.

[40] Guerini D. Calcineurin: not just a simple protein phosphatase [J]. Biochemical and biophysical research communications, 1997, 235 (2): 271-275.

[41] Chu A, Sumbilla C, Inesi G, et al. Specific association of calmodulin-dependent protein kinase and related substrates with the junctional sarcoplasmic reticulum of skeletal muscle [J]. Biochemistry, 1990, 29 (25): 5 899-5 905.

[42] Yoo S A, Park B H, Park G S, et al. Calcineurin is expressed and

plays a critical role in inflammatory arthritis [J]. Journal of Immunology, 2006, 177 (4): 2 681-2 690.

[43] Sieber M, Baumgrass R. Novel inhibitors of the calcineurin/NFATc hub-alternatives to CsA and FK506? [J]. Cell Commun Signal, 2009, 7 (1): 25.

[44] Macian F. NFAT proteins: key regulators of T-cell development and function [J]. Nature Reviews Immunology, 2005, 5 (6): 472-484.

[45] Bierer B E, Holländer G, Fruman D, et al. Cyclosporin A and FK506: molecular mechanisms of immunosuppression and probes for transplantation biology [J]. Current opinion in immunology, 1993, 5 (5): 763-773.

[46] Clipstone N A, Crabtree G R. Identification of calcineurin as a key signalling enzyme in T-lymphocyte activation [J]. Nature, 1992, 357 (6 380): 695-697.

[47] Schreiber S L, Crabtree G R. The mechanism of action of cyclosporin A and FK506 [J]. Immunology today, 1992, 13 (4): 136.

[48] El Batawy M M Y, Bosseila M A W, Mashaly H M, et al. Topical calcineurin inhibitors in atopic dermatitis: a systematic review and meta-analysis [J]. Journal of dermatological science, 2009, 54 (2): 76-87.

[49] Taylor A L, Watson C J, Bradley J A. Immunosuppressive agents in solid organ transplantation: Mechanisms of action and therapeutic efficacy [J]. Critical reviews in oncology/hematology, 2005, 56 (1): 23-46.

[50] Liu J, Jr F J, Lane W S, et al. Calcineurin is a common target of cyclophilin-cyclosporin A and FKBP-FK506 complexes [J]. Cell, 1991, 66 (4): 807.

[51] Swanson S K, Born T, Zydowsky L D, et al. Cyclosporin-mediated inhibition of bovine calcineurin by cyclophilins A and B [J]. Proceedings of the National Academy of Sciences, 1992, 89 (9): 3 741-3 745.

[52] Hong J C, Kahan B D. Immunosuppressive agents in organ transplantation: past, present, and future [J]. Seminars in Nephrology,

2000, 20 (2): 108-125.

[53] Prescott T A K, Veitch N C, Simmonds M S J. Direct inhibition of calcineurin by caffeoyl phenylethanoid glycosides from Teucrium chamaedrys and Nepeta cataria [J]. Journal of Ethnopharmacology, 2011, 137 (3): 1 306-1 310.

[54] Ogasawara Y, Yoshida J, Shiono Y, et al. New eremophilane sesquit-erpenoid compounds, eremoxylarins A and B directly inhibit calcineurin in a manner independent of immunophilin [J]. The Journal of antibiotics, 2008, 61 (8): 496.

[55] Xiao D, Kuroyanagi M, Itani T, et al. Studies on constituents from Chamaecyparis pisifera and antibacterial activity of diterpenes [J]. Chemical & Pharmaceutical Bulletin, 2001, 33 (19): 1 479-1 481.

[56] Li J Y, Ying T, Li T, et al. Immunosuppressive activity on the murine immune responses of glycyrol from Glycyrrhiza uralensis via in-hibition of calcineurin activity [J]. Pharmaceutical Biology, 2010, 48 (10): 1 177.

[57] Fu Y, Zhou H, Wang S, et al. Glycyrol suppresses collagen-induced arthritis by regulating autoimmune and inflammatory responses [J]. Plos One, 2014, 9 (7): e98137.

[58] Wang H, Zhou C L, Lei H, et al. Kaempferol: a new immunosup-pressant of calcineurin [J]. Iubmb Life, 2008, 60 (8): 549.

[59] Wang H, Zhou C L, Lei H, et al. Inhibition of calcineurin by querce-tin in vitro and in Jurkat cells [J]. Journal of Biochemistry, 2010, 147 (2): 185-190.

[60] Liu J O. Endogenous protein inhibitors of calcineurin [J]. Biochemical & Biophysical Research Communications, 2003, 311 (4): 1 103-1 109.

[61] Cardiel M H, Rojasserrano J. Community based study to estimate prev-alence, burden of illness and help seeking behavior in rheumatic dis-eases in Mexico City. A COPCORD study [J]. Clinical & Experimental Rheumatology, 2002, 20 (5): 617.

[62] Valesini G, Barone F, Bompane D, et al. Advances in immunology and rheumatoid arthritis pathogenesis [J]. Reumatismo, 2011, 56

(1 Suppl 1)：9-20.

[63] 白洪宇. 大鼠类风湿性关节炎试验模型的建立与评价 [D]. 哈尔滨：东北农业大学, 2009.

[64] Ito Y, Sakaguchi S.Autoimmune arthritis caused by altered thymic T-cell selection due to a mutation of the ZAP-70 gene [J]. Arthritis Research & Therapy, 2012, 14 (1)：O10.

[65] Shi X, Bi Y, Yang W, et al.Ca^{2+} regulates T-cell receptor activation by modulating the charge property of lipids [J]. Nature, 2013, 493 (7 430)：111-115.

[66] Iwakura Y.Roles of IL-1 in the development of rheumatoid arthritis：Consideration from mouse models [J]. Cytokine & Growth Factor Reviews, 2002, 13 (4)：341-355.

[67] Thompson C, Davies R, Choy E.Anti cytokine therapy in chronic inflammatory arthritis [J]. Cytokine, 2016, 86：92-99.

[68] Li P, Schwarz E M.The TNF-alpha transgenic mouse model of inflammatory arthritis [J]. Springer Seminars in Immunopathology, 2003, 25 (1)：19.

[69] Vinay D S, Kwon B S.Targeting TNF superfamily members for therapeutic intervention in rheumatoid arthritis [J]. Cytokine, 2012, 57 (3)：305.

[70] Ren K, Torres R.Role of interleukin-1β during pain and inflammation [J]. Brain Research Reviews, 2009, 60 (1)：57-64.

[71] Dutta S, Ahmad Y.The efficacy and safety of tacrolimus in rheumatoid arthritis [J]. Therapeutic Advances in Musculoskeletal Disease, 2011, 3 (6)：283-291.

[72] Pickens S R, Volin M V, Nd M A, et al.IL-17 Contributes to Angiogenesis in Rheumatoid Arthritis [J]. Journal of Immunology, 2010, 184 (6)：3 233-3 241.

[73] Wb V D B, Miossec P.IL-17 as a future therapeutic target for rheumatoid arthritis [J]. Nature Reviews Rheumatology, 2009, 5 (10)：549.

[74] Morales S, Diez A, Puyet A, et al.Calcium controls smooth muscle TRPC gene transcription via the CaMK/calcineurin-dependent pathways [J]. American Journal of Physiology Cell Physiology,

2007, 292 (1): C553.

[75] Kim J K, Jun J G. Ailanthoidol suppresses lipopolysaccharide－stimulated inflammatory reactions in RAW264.7 cells and endotoxin shock in mice [J]. Journal of Cellular Biochemistry, 2011, 112 (12): 3 816－3 823.

[76] Khanna D, Sethi G, Ahn K S, et al.Natural products as a gold mine for arthritis treatment [J]. Current Opinion in Pharmacology, 2007, 7 (3): 344.

[77] Perricone C, Ceccarelli F, Valesini G.An overview on the genetic of rheumatoid arthritis: a never－ending story [J]. Autoimmunity Reviews, 2011, 10 (10): 599－608.

[78] Asquith D L, Miller A L, Mcinnes I B, et al.Autoimmune disease: rheumatoid arthritis.Animal models of rheumatoid arthritis [J]. European Journal of Immunology, 2009.

[79] Holmdahl R, Lorentzen J C, Lu S, et al.Arthritis induced in rats with nonimmunogenic adjuvants as models for rheumatoid arthritis [J]. Immunological Reviews, 2001, 184 (1): 184－202.

[80] Brand D D, Latham K A, Rosloniec E F.Collagen－induced arthritis [J]. Nature Protocols, 2007, 2 (5): 1 269－1 275.

[81] Cho Y G, Cho M L, Min S Y, et al.Type II collagen autoimmunity in a mouse model of human rheumatoid arthritis [J]. Autoimmunity Reviews, 2007, 7 (1): 65－70.

[82] Pedraza Chaverri J, Cárdenas Rodríguez N, Orozco－Ibarra M, et al. Medicinal properties of mangosteen (Garcinia mangostana) [J]. Food and chemical toxicology, 2008, 46 (10): 3 227－3 239.

[83] Cui J, Hu W, Cai Z, et al.New medicinal properties of mangostins: Analgesic activity and pharmacological characterization of active ingredients from the fruit hull of Garcinia mangostana [J]. Pharmacology Biochemistry and Behavior, 2010, 95 (2): 166－172.

[84] Krishnamurthy N, Lewis Y, Ravindranath B.On the structures of garcinol, isogarcinol and camboginol [J]. Tetrahedron Letters, 1981, 22 (8): 793－796.

[85] Marti G, Eparvier V, Litaudon M, et al.A new xanthone from the bark extract of rheedia acuminata and antiplasmodial activity of its

major compounds [J]. Molecules, 2010, 15 (10): 7 106–7 114.

[86] Rukachaisirikul V, Naklue W, Sukpondma Y, et al.An antibacterial biphenyl derivative from Garcinia bancana MIQ [J]. Chemical and pharmaceutical bulletin, 2005, 53 (3): 342–343.

[87] Ladbury J.Calorimetry as a tool for understanding biomolecular interactions and an aid to drug design [J]. Biochemical Society Transactions, 2010, 38 (4): 888.

[88] Weber P C, Salemme F R.Applications of calorimetric methods to drug discovery and the study of protein interactions [J]. Current opinion in structural biology, 2003, 13 (1): 115–121.

[89] Vuignier K, Schappler J, Veuthey J L, et al.Drug–protein binding: a critical review of analytical tools [J]. Analytical and bioanalytical chemistry, 2010, 398 (1): 53–66.

[90] Khan M M, Tayyab S. Understanding the role of internal lysine residues of serum albumins in conformational stability and bilirubin binding [J]. Biochimica et Biophysica Acta (BBA) – Protein Structure and Molecular Enzymology, 2001, 1 545 (1): 263–277.

[91] Eftink M R, Ghiron C A.Fluorescence quenching studies with proteins [J]. Analytical biochemistry, 1981, 114 (2): 199.

[92] Cui F L, Fan J, Li J P, et al.Interactions between 1–benzoyl–4–p–chlorophenyl thiosemicarbazide and serum albumin: investigation by fluorescence spectroscopy [J]. Bioorganic & medicinal chemistry, 2004, 12 (1): 151–157.

[93] Zhang Yuping W Y j, Li Na, Qin Shenjun. Fluorescence Quantum Yield of Human and Bovine Serum Albumin [J]. Chinese Journal of Analy tical Chemistry, 2004, 32 (6): 779–782.

[94] Sreerama N, Woody R W.Computation and analysis of protein circular dichroism spectra [J]. Methods in enzymology, 2004, 383: 318–351.

[95] Rogers D M, Hirst J D.First–principles calculations of protein circular dichroism in the near ultraviolet [J]. Biochemistry, 2004, 43 (34): 11 092–11 102.

[96] Morrisett J D, David J S, Pownall H J, et al.Interaction of an apolipoprotein (apoLP–alanine) with phosphatidylcholine [J]. Biochem-

istry, 1973, 12 (7): 1 290-1 299.

[97] Ling L S, Yang X, Zhi H E, et al.Spectral Studies on the Interaction of DNA and Ru (bipy)2 (dppz) (2+) [J]. Journal of Analytical Science, 2001 (1).

[98] 唐江宏, 连宁, 张国华, 等.小分子物质与蛋白质相互作用研究方法的现状与进展 [J]. 江苏理工学院学报, 2010, 16 (12): 1-7.

[99] Rui L, Ren H, Sun Y, et al.Progress in Analytical Methodologies in Non-covalent Interactions Between Small-molecule and Biomacromolecule [J]. Chinese Journal of Analytical Chemistry, 2006, 34 (12): 1 801-1 806.

[100] 王洁, 王岸娜, 吴立根, 等. 蛋白质与小分子间相互作用研究方法的进展 [J]. 农产品加工·学刊: 中, 2013 (11): 43-45.

2 钙调蛋白磷酸酶及其突变体的表达及纯化

钙调蛋白磷酸酶（Calcineurin，CN）是目前已知的唯一的一种受 Ca^{2+}/CaM 调节的 Ser/Thr 蛋白磷酸酶，受到世界许多研究者的重视[1]。CN 在生物体内具有重要的生理活性，参与神经系统发育和记忆、免疫反应等生理生化过程[2]。

经过多年的研究，实验室建立了大鼠钙调蛋白磷酸酶 A 亚基（CNA）、钙调蛋白磷酸酶 B 亚基（CNB）[3]、钙调素（CaM）的原核表达及纯化体系。为了对中草药进行筛选，对 CNA、CNB 和 CaM 进行表达及纯化，以获得高纯度的蛋白，用于以钙调蛋白磷酸酶为靶酶的药物筛选。

为了研究药物小分子对钙调蛋白磷酸酶 A 亚基不同结合区域的影响，对仅含催化区的钙调蛋白磷酸酶 A 亚基剪切突变体（CNAa）、含催化区和 BBH 区的钙调蛋白磷酸酶 A 亚基剪切突变体（CNAab）、含催化区、BBH 区和 CBD 区钙调蛋白磷酸酶 A 亚基剪切突变体（CNAabc）[4,5]原核表达及纯化体系进行表达及纯化，用于相关研究。

为了研究钙调蛋白磷酸酶与药物小分子相互作用，在实验室构建的含 CNA 和 CNB 的重组钙调蛋白磷酸酶（BA）[6]原核表达及纯化体系的基础上进行分离纯化，用于相关作用研究。

为了进一步研究药物小分子与 CNA 的距离，在实验室构建的仅含有 1 个色氨酸其余 3 个色氨酸均被突变为苯丙氨酸的 CNA 突变体 CNA-W134（W232F、W342F、W352F），CNA-W232（W134F、W342F、W352F），CNA-W342（W134F、W232F、W352F）和 CNA-W352（W134F、W232F、W342F）[7,8]的原核表达及纯化体系的基础上进行分离纯化，用于相关研究。其中这些色氨酸的 CNA 突变体简写为 W134、W232、W342、W352（分别代表只保留 134 位、232 位、342 位以及 352 位色氨酸残基的 CNA 突变体）。

2.1 试验材料及方法

2.1.1 试验仪器及设备（表2.1）

表 2.1 试验仪器及设备

仪器设备	供应商
4℃冷柜	北京博医康试验仪器有限公司
SHJ 系列洁净工作台	上海汇龙仪表电子有限责任公司
TEQ 恒温空气摇床	ORBITAL SHAKER INCUBATOR
超声波细胞粉碎机	SONICS
SIM-F124 型制冰机	SANYO Electric CO., Ltd
Milli-Q 超纯水发生器	MiLLiPORE
MLS-3750 型高压灭菌锅	SANYO LABO AUTOCLAVE
DHG-9203A 型电热恒温鼓风干燥箱	上海精密试验设备有限公司
TS-2000 脱色摇床	北京市新技术应用研究所
GNP-9160 型隔水式恒温培养箱	上海精宏试验设备有限公司
AvantiTM J-25 型冷冻离心机	BECKMAN COULTERTM
5417R 型低温离心机	Eppendorf, Made in Germany
19-7900-01 电泳仪	Pharmacia Fine Chemicals
BIO-RAD MINI2-D 电泳槽	BIO-RAD
Bio-RAD 凝胶成像仪	Laboratories-Segrate（Milan）Italy
BL310 型天平	sartorius
520A 酸度计	奥立龙
TU-1800 UV-Vis Spectrophotometer	PGENERAL

2.1.2 试验材料及试剂

原核表达菌株：BL21（DE3）PlysS 大肠杆菌，分别含有鼠 CNA、CNB、BA、CNAa、CNAab、W134、W232、W342、W352 基因；HMS174（DE3）含有 CNAabc 基因。

试剂：Yeast Extract、Tryptone（英国 OXOID 公司）；PMSF（美国 Sigma 公司产品）；DTT（德国 Merck 公司）；PNPP（德国 Merck 公司）；蛋白 Marker

(北京全式金生物技术有限公司)；其余试剂均为国产分析纯、优质纯。

2.1.3 试验所需培养基及蛋白纯化缓冲液配制

2.1.3.1 培养基配方（表2.2）

表2.2 培养基配方

培养基	配方成分	
LB 培养基	Yeast Extract	0.5g
	Tryptone	1g
	NaCl	1g
	5M NaOH	20μl
	室温调节 pH 值 7.4，定容至	100ml
TM 培养基（表达 CNA 及其系列突变体用）	Yeast extract	24g
	Tryptone	12g
	NaCl	10g
	50%甘油	12ml
	1M Tris	9.3ml
	室温调节 pH 值 7.4，定容至	1 000ml
TM 培养基（表达 CNB 和 CaM 用）	Yeast extract	25g
	Tryptone25g	
	NaCl	8g
	50%甘油	8ml
	20% NaH_2PO_4	50ml
	NaOH 调节 pH 值 7.4，定容至	1 000ml

2.1.3.2 缓冲液配方（表2.3～表2.6）

表2.3 纯化 CNA、BA、CNAabc、W134、W232、W342 以及 W352 所用缓冲液

缓冲液	缓冲液配制成分	
匀浆液	Tris-HCl pH 值 7.4（4℃）	50mM
	EDTA	1mM
	0.1%β-巯基乙醇	现用现加
	0.2mM PMSF	现用现加
Buffer A	Tris-HCl pH 值 7.4（4℃）	50mM
	$CaCl_2$	2mM
	0.1%β-巯基乙醇	现用现加
	0.2mM PMSF	现用现加

（续表）

缓冲液	缓冲液配制成分	
Buffer B	Tris-HCl pH 值 7.4（4℃）	50mM
	0.1%β-巯基乙醇	现用现加
	0.2mM PMSF	现用现加
Buffer C	Tris-HCl pH 值 7.4（4℃）	50mM
	EGTA	1mM
	0.1%β-巯基乙醇	现用现加
	0.2mM PMSF	现用现加

表 2.4　纯化 CNAa 和 CNAab 所需缓冲液

缓冲液	缓冲液配制成分	
Buffer A	20mM Mops	pH 值 7.4（室温）
	20mM NaCl	
Buffer B	20mM Mops	pH 值 7.4（室温）
	10mM Imidazole	
	0.5M NaCl	
Buffer C	20mM Mops	pH 值 7.4（室温）
	500mM Imidazole	
	0.5M NaCl	

以上溶液均需 0.2μm 滤膜抽滤，4℃预冷，Buffer A 使用前需加 0.1%β-巯基乙醇和 0.2mM PMSF。

表 2.5　纯化 CaM 所需的缓冲液

缓冲液	缓冲液配制成分	
匀浆液	Tris-HCl pH 值 7.4（室温）	50mM
	EGTA	0.5mM
	0.1%β-巯基乙醇（现用现加）	
Buffer A	Tris-HCl pH 值 7.4（室温）	50mM
	NaCl	0.5M
	CaCl$_2$	0.5mM

（续表）

缓冲液	缓冲液配制成分	
Buffer B	Tris-HCl pH 值 7.4（室温）	50mM
	CaCl₂	0.5mM
Buffer C	Tris-HCl pH 值 7.4（室温）	50mM
	EGTA	1mM
Buffer D	Tris-HCl pH 值 7.4	20mM

表 2.6　纯化 CNB 所需缓冲液

缓冲液	缓冲液配制成分	
匀浆液	Tris-HCl pH 值 7.4	20mM
	EDTA	1mM
	用时加 1mM DTT，0.2mM PMSF	
Buffer A	Tris-HCl pH 值 7.4	20mM
	CaCl₂	0.5mM
Buffer B	Tris-HCl pH 值 7.4	20mM
	EGTA	1mM
Buffer C	Tris-HCl pH 值 7.4	20mM

2.1.3.3　蛋白浓度及纯度检测

（1）考马斯亮蓝 G-250 溶液的配制。原液（150ml）配制方法：考马斯亮蓝 G-250 100mg，溶于 50ml 95% 乙醇中，加 100ml 85% 磷酸定容至 150ml。使用时取 15ml 原液加 ddH₂O 至 100ml，过滤后使用。

根据表 2.7 的试验结果，以 OD595 的值为横坐标，BSA 的体积（μl）为纵坐标，绘制标准曲线，求出 $y = -1.87 + 97.7x$，$R = 0.99$，斜率 k（μl/A）= 97.7（图 2.1）。

表 2.7　蛋白标准曲线的标定

试剂	用量						
BSA（1mg/ml）（μl）	0	10	20	30	40	50	60
ddH₂O（μl）	100	90	80	70	60	50	40
BSA 浓度（mg/ml）	0	0.1	0.2	0.3	0.4	0.5	0.6
考马斯亮蓝 G-250 工作液	5ml						

注：室温放置 5~20min，测定 OD595 值

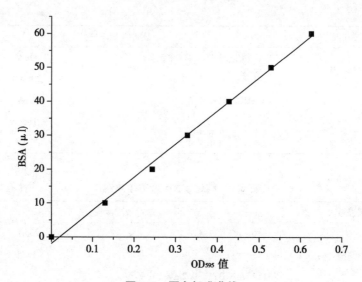

图 2.1　蛋白标准曲线

Fig. 2.1　The standard curve of Protein

（2）SDS-PAGE 电泳缓冲液的配制（表 2.8）。

表 2.8　SDS-PAGE 电泳缓冲液的配制

缓冲液	缓冲液配制成分	
10×电泳缓冲液（pH 值 8.3）	Tris	30g
	Glycine	144g
	SDS	10g
	用 ddH₂O 定容至 1 000ml	

（3）胶的配制（表 2.9）。

表 2.9　胶的配制成分

胶浓度	H₂O	pH 值 8.8 缓冲液	pH 值 6.8 缓冲液	10%SDS	30% 胶贮液	TEMED	10%AP
分离胶 12%	3.35ml	2.5ml	0	100μl	4.0ml	5μl	50μl
浓缩胶 4%	3.05ml	0	1.25ml	50μl	0.65ml	5μl	25μl

（4）染色液的配制（表 2.10）

表 2.10 染色液的配制

试剂	用量
考马斯亮蓝 R250	0.5g
95%乙醇	210ml
冰醋酸	50ml
ddH$_2$O	240ml

注：定容至 500ml，过滤后使用

（5）脱色液的配制。乙醇：冰醋酸：ddH$_2$O = 46ml：5ml：49ml。

（6）保存液的配制。ddH$_2$O：冰乙酸= 93ml：7ml。

（7）5×SDS 上样 Buffer 的配制见表 2.11。

表 2.11 5×SDS 上样 Buffer 的配制

试剂	用量
SDS	10g
0.05%（W/V）溴酚蓝	0.2ml
DTT	7.8g
甘油	50ml
0.5M Tris-HCl（pH 值 6.8）	20ml
ddH$_2$O	补足 10ml

2.1.4 试验方法

2.1.4.1 CNA、CNAa、CNAab 、BA 以及 W134、W232、W342、W352 的原核表达

CNA、CNAa、CNAab、BA 以及 W134、W232、W342、W352 菌都是 BL21（DE3）PlysS 原核表达菌，因此培养条件及诱导条件基本相同。

预培养：从含 Amp 50μg/ml 的 LB 培养基接入−70℃保存的菌

↓

37℃，190 转/min 培养过夜（12~14h）

↓

表达：每 100ml 表达培养基中转入 1.5ml LB 预培养液（1.5%接菌）

↓

37℃，250 转/min 培养大约 150min（OD600：0.8~1.0）

↓

加入 IPTG（终浓度 50μM）

↓

继续在 25℃，200 转/min 表达培养过夜（12~14h）

↓

5 000rpm，离心 20min，收集菌体，-20℃冻存

注：以上表达方法参考 Wei Q[3]、Qin Y L[6] 和 Wang H[8] 发表文章中的方法进行。

2.1.4.2　CNAabc 的原核表达

CNAabc 菌是高温表达的 HMS174（DE3）菌，其培养条件及诱导条件如下。

预培养：含 Amp 50μg/ml 的 LB 培养基接入-70℃保存的 HMS174（DE3）菌

↓

37℃，190 转/min 培养过夜（14h）

↓

表达：每 100ml 表达培养基中转入 1.5ml LB 预培养液

↓

37℃，250 转/min 培养大约 150min（OD_{600}：0.6~0.8）

↓

加入 IPTG（终浓度 16μM）

↓

继续在 37℃，250 转/min 表达培养 5~6h

↓

5 000rpm，离心 20min，收集菌体，-20℃冻存

注：以上表达方法参考 Lei H[7] 发表文章中的方法进行。

2.1.4.3　CNB 的原核表达

预培养：含 Amp 50μg/ml 的 LB 培养基接入-70℃保存的 CNB 菌

↓

37℃，190 转/min 培养 9~9.5h

↓

表达：每 100ml 表达培养基中转入 2ml LB 预培养液

↓

37℃，200 转/min 表达 9~9.5h

↓

5 000rpm，离心 20min，收集菌体-20℃冻存

注：以上表达方法参考 Wei Q[3] 发表文章中的方法进行。

2.1.4.4　CaM 的原核表达

预培养：含 Amp 50μg/ml 的 LB 培养基接入-70℃保存的 CaM 菌

↓

37℃，190 转/min 培养 12~14h

↓

表达：每 100ml 表达培养基中转入 3ml LB 预培养液

↓

37℃，250 转/min 培养大约 3h

↓

加入 IPTG（终浓度 20μM）

↓

继续在 28℃，250 转/min 表达培养 12~14h

↓

5 000rpm，离心 20min，收集菌体，-20℃冻存

注：以上表达方法参考 Qin Y[9] 发表文章中的方法进行。

2.1.4.5　CNA、CNAabc 以及 W134、W232、W342、W352 的纯化

CNA、CNAabc 以及 W134、W232、W342、W352 蛋白都具有钙调素结合区，因此都可以用钙调素亲和柱进行纯化，其过程如下。

冻存的表达菌体

↓

加入 3/50（与表达培养基相比）体积的匀浆液重悬菌体

超声时间 2s，间隔时间 38s，超声次数 40 次，超声破碎细胞

↓

4℃，18 000rpm 离心 20min

↓

离心后的上清 4℃下加入 1M CaCl$_2$ 至终浓度为 2mM
上到 Buffer A 平衡好的钙调素亲和柱

↓

用约 250ml 含 2mM CaCl$_2$ 的 Buffer B 洗脱杂蛋白

↓

用约 100ml Buffer C 洗脱目的蛋白

↓

收集比活较高部位的目的蛋白，用浓缩棒浓缩后换 Buffer B
后加入 50%的甘油，−20℃保存

注：以上纯化方法参考 Wei Q[3] 和 Wang H[8] 发表文章中的方法进行。

2.1.4.6　CNAa 及 CNAab 纯化

冻存的表达菌体

↓

破碎细胞：加入 3/50（与表达培养基相比）体积的 Buffer A

↓

超声破碎：超声时间 2s，间隔时间 38s，超声次数 40 次

↓

4℃，18 000rpm 离心 20min

↓

离心后的上清

↓

用 Buffer B 平衡好的 His-Trap HP 柱，
用 Buffer B 洗杂至基线平直

↓

Buffer B−Buffer C 梯度洗脱，梯度长度 20CV

↓

收集比活较高部位的目的蛋白，用浓缩棒浓缩后更换至
Buffer B 后加入 50%的甘油，−30℃保存

注：以上纯化方法参考 Xiang B[4] 发表文章中的方法进行。

2.1.4.7　BA 的纯化

冻存的表达菌体

↓

加入 3/50（与表达培养基相比）体积的匀浆液重悬菌体

↓

超声时间 2s，间隔时间 38s，超声次数 40 次，超声破碎细胞

↓

4℃，18 000rpm 离心 20min

↓

离心后的上清 4℃下加入 1M $CaCl_2$ 至终浓度为 2mM
上到 Buffer A 平衡好的钙调素亲和柱

↓

用约 250ml 含 2mM $CaCl_2$ 的 Buffer B 洗脱杂蛋白

↓

用约 100ml Buffer C 洗脱目的蛋白

↓

样品过 G-25 脱盐（Buffer B）

↓

用浓缩棒浓缩后成高浓度

注：以上纯化方法参考 Qin Y-L[6] 发表文章中的方法进行。

2.1.4.8　CNB 纯化（作为测定酶活使用）

冻存的表达菌体

↓

加入 1/10（与表达培养基相比）体积的匀浆液重悬菌体

↓

超声时间 20s，间隔时间 20s，超声次数 40 次，超声破碎细胞

↓

4℃，20 000rpm 离心 20min

↓

离心后的上清沸水煮 40min（不断搅拌充分加热）

↓

4℃，12 000rpm 离心 30min

↓

上清补 0.5M NaCl 和 3mM $CaCl_2$ 后上样 Phenyl FF 疏水层析柱

↓

紫外监测用 Buffer A 洗去杂蛋白

↓

Buffer B 洗脱 CNB，分管收集蛋白洗脱峰

↓（蛋白）　　　　　　↓（柱子）

蛋白冷干过夜　　　　　6M 尿素再生

↓　　　　　　　　　　↓

Buffer C 溶解样品　　　水洗平衡

↓　　　　　　　　　　↓

样品过 G-25 脱盐（Buffer C）　20% 乙醇保存

↓

收集目的蛋白冷干，-70℃ 冻存

注：以上纯化方法参考 Wei Q[3] 发表文章中的方法进行。

2.1.4.9　CaM 纯化（测酶活使用）

冻存的表达菌体

↓

加入 1/10（与表达培养基相比）体积的匀浆液重悬菌体

↓

超声时间 4s，间隔时间 10s，超声次数 40 次，超声破碎细胞

↓

4℃，20 000rpm 离心 20min

↓

离心后的上清 70℃ 水浴中煮 20min（不断搅拌充分加热）

↓

4℃，18 000rpm 离心 20min

↓

上清补 0.5M NaCl 和 5mM CaCl$_2$ 后上样 Phenyl FF 疏水层析柱

紫外监测用 Buffer A 洗至基线，再用 Buffer B 洗去杂蛋白

↓

Buffer C 洗脱 CaM，分管收集蛋白洗脱峰

↓（蛋白）　　　↓（柱子）

蛋白冷干过夜　　6M 尿素再生

↓　　　　　　　↓

Buffer D 溶解样品　　水洗平衡

↓　　　　　　　↓

样品过 G-25 脱盐（Buffer D）20%乙醇保存

↓

收集目的蛋白冷干，-70℃ 冻存

注：以上纯化方法参考 Qin Y[9] 发表文章中的方法进行。

2.2　试验结果

2.2.1　CNA、CNAa、CNAab 和 CNAabc 的原核表达纯化的结果

CNA 及其剪切突变体 CNAa、CNAab 和 CNAabc 的结构示意图见彩插图

2.1。CNA、CNAa、CNAab 和 CNAabc 经表达纯化，用 SDS-PAGE 进行检测，其纯度达到后续试验要求（图 2.2）。

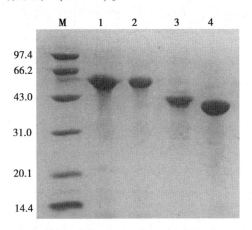

M：Marker；1：CNA；2：CNAabc；3：CNAab；4：CNAa

图 2.2　CNA 及剪切体蛋白 SDS-PAGE 电泳

Fig. 2.2　SDS-PAGE analysis of purified CN protein

2.2.2　BA、CNB 和 CaM 的原核表达纯化结果

BA、CNB 和 CaM 经表达纯化，SDS-PAGE 进行检测，其纯度达到后续试验的要求（图 2.3）。

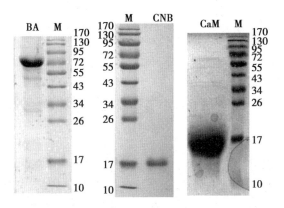

图 2.3　BA、CNB 和 CaM 的 SDS-PAGE 电泳

Fig. 2.3　SDS-PAGE analysis of purified BA，CNB，and CaM protein

2.2.3　CNA 色氨酸突变体的原核表达纯化结果

利用实验室已经构建的 W134、W232、W342、W352（依次保留了 CNA 第 134 位、232 位、342 位、352 位的色氨酸）CNA 的 4 种色氨酸突变体，经与纯化 CNA 相同的 CaM 亲和层析的方法，纯化得这 4 个突变体（图 2.4）。

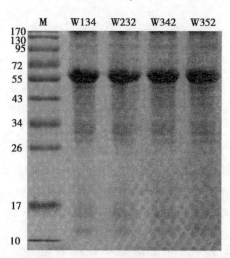

图 2.4　CNA 的色氨酸突变体 SDS-PAGE 电泳

Fig. 2.4　SDS-PAGE analysis of purified one-Trp-containing
mutants of CNA protein（W134，W232，W342 and W352）

2.3　分析与讨论

钙调蛋白磷酸酶（Calcineurin，CN）是一种受 Ca^{2+}/CaM 调节的 Ser/Thr 蛋白磷酸酶，在生物体内具有重要的生理活性。本章对钙调蛋白磷酸酶及其突变体进行分离纯化，为以 CN 为靶酶的小分子药物筛选及相关作用机制研究提供基础。

在以钙调蛋白磷酸酶为靶酶的药物筛选过程中，以 pNPP 为底物，寻找能抑制 CN 活性的小分子化合物，因此，对钙调蛋白磷酸酶 A 亚基（CNA）、钙调蛋白磷酸酶 B 亚基（CNB）、钙调素（CaM）进行表达及纯化，是以钙调蛋白磷酸酶为靶酶的药物筛选的基础。

在药物小分子对钙调磷酸酶抑制作用的酶学研究中，对钙调蛋白磷酸酶 A 亚基、仅含催化区的钙调蛋白磷酸酶 A 亚基剪切突变体（CNAa）、含催化区和 BBH 区的钙调蛋白磷酸酶 A 剪切突变体（CNAab）、含催化区、BBH 区和 CBD 区钙调蛋白磷酸酶 A 亚基剪切突变体（CNAabc）进行表达及纯化，是为了更进一步研究药物小分子主要通过影响钙调蛋白磷酸酶 A 亚基哪个区域来影响 CN 的活性。

含 CNA 和 CNB 的重组钙调蛋白磷酸酶（BA）是实验室构建的重组蛋白，其酶活性及结构与从牛脑中提取的钙调蛋白磷酸酶基本相同[6]。因此，在等温滴定量热法滴定药物小分子与 CN 相互作用的试验中，对含 CNA 和 CNB 的重组钙调蛋白磷酸酶（BA）进行分离纯化，用于研究药物小分子与 CN 结合的方式及结合的强弱程度。

CNA 只含有 4 个色氨酸，Trp134、Trp232、Trp342 位于催化结构域区，Trp352 位于 BBH 区[10]。这有利于用 CNA 的内源荧光特性来研究 CN 结构的变化和其与药物小分子的相互作用。为了进一步研究药物小分子与 CNA 的距离，本研究对仅含有 1 个色氨酸，其余 3 个色氨酸均被突变为苯丙氨酸的 CNA 突变体 W134、W232、W342、W352（分别代表只保留 134 位、232 位、342 位以及 352 位色氨酸残基的 CNA 突变体）进行表达纯化，是为了更好地了解药物小分子与 CN 结合的距离。

总之，在实验室构建了大量 CNA 突变体的工作基础上，成功地纯化了 CNA、CNB、CaM、BA、CNA 系列剪切突变体 CNAa、CNAab、CNAabc 以及 CNA 的 4 个分别仅含 1 个色氨酸的突变体（W134、W232、W342 和 W352）。经试验检测各蛋白纯化达到高纯度要求，为用于以钙调蛋白磷酸酶为靶酶的药物小分子的筛选及其相关作用机理打下良好的基础。

2.4　试验小结

本章成功地纯化出高纯度的钙调蛋白磷酸酶及其突变体，为用于以钙调蛋白磷酸酶为靶酶的药物小分子的筛选及其相关作用机理打下良好的基础。

参考文献

［1］　Jørgensen K A, Koefoed Nielsen P, Karamperis N. Calcineurin phosphatase activity and immunosuppression. A review on the role of calcineurin phosphatase activity and the immunosuppressive effect of cyclosporin A and tacrolimus［J］. Scandinavian journal of immunology, 2003, 57（2）: 93-98.

[2]   Rusnak F, Mertz P. Calcineurin: form and function [J]. Physiological reviews, 2000, 80 (4): 1 483-1 521.

[3]   Wei Q, Lee E Y. Expression and reconstitution of calcineurin A and B subunits [J]. IUBMB life, 1997, 41 (1): 169-177.

[4]   Xiang B, Liu P, Jiang G, et al. The catalytically active domain in the A subunit of calcineurin [J]. Biological chemistry, 2003, 384 (10-11): 1 429-1 434.

[5]   Yang S, Zhang L, Wei Q. Activities and properties of calcineurin catalytic domain [J]. Chinese Science Bulletin, 2000, 45 (15): 1 394-1 399.

[6]   Qin Y-L, Yu D-Y, Wei Q. Function and structure of recombinant single chain calcineurin [J]. Biochemical and biophysical research communications, 2003, 308 (1): 87-93.

[7]   Lei H, Luo J, Tong L, et al. Quercetin binds to calcineurin at a similar region to cyclosporin A and tacrolimus [J]. Food chemistry, 2011, 127 (3): 1 169-1 174.

[8]   Wang H, Yao S, Lin W, et al. Different roles of Loop 7 in inhibition of calcineurin [J]. Biochemical and biophysical research communications, 2007, 362 (2): 263-268.

[9]   Qin Y, Liu J, Li X, et al. Preparation and characterization of a single-chain calcineurin-calmodulin complex [J]. Biochimica et Biophysica Acta (BBA)-Proteins and Proteomics, 2005, 1747 (2): 171-178.

[10]   Kissinger C R, Parge H E, Knighton D R, et al. Crystal structures of human calcineurin and the human FKBP12 - FK506 - calcineurin complex [J]. Nature, 1995, 378 (7): 641-644.

3 以钙调蛋白磷酸酶为靶酶的天然活性小分子的筛选

钙调蛋白磷酸酶（Calcineurin，CN）是一种活性受 Ca^{2+} 和钙调素蛋白（CaM）调节的丝氨酸/苏氨酸蛋白磷酸酶[1]。CsA 和 FK506 与其各自的胞内受体 Cyclophilin 和 FKBP 结合成复合物抑制 CN，进而抑制了 IL-2 等细胞因子的表达[2]。以 CN 为靶酶的免疫抑制剂 FK506 和 CsA 的发现给器官移植和自身免疫性疾病的药物治疗开辟了新的途径。虽然临床应用受到副作用（肾毒性和神经毒性）的限制，钙调蛋白磷酸酶抑制剂（CNIS）环孢素 A 和他克莫司仍是目前最有效的免疫抑制剂，被广泛使用于以减轻器官移植的急性排斥反应和延长移植存活时间[3]。但 CsA 和 FK506 具有肾毒性、神经毒性、肝毒性等不良反应影响它们的长期使用[4]。因此，从传统中草药中寻找高效、低毒、新颖、并能口服的钙调蛋白磷酸酶抑制剂具有重要的意义。

近些年来，传统的中草药以其丰富的资源和毒副作用少等特点备受关注。随着生物技术的发展和人类对药物的需要增加，传统的以人们生产、生活实践积累起某些物质可以减轻病痛的经验及直接通过动物模型形成治疗疾病的药物筛选模式严重阻碍了中药现代化的发展。以酶为靶点对中草药进行筛选，发掘中草药的新功能，对中药现代化的发展具有重要的作用。

经过长期研究，实验室已经建立了完善的钙调蛋白磷酸酶（CN）的表达、提取纯化和酶活力测定体系，因此，已经具备了 CN 为靶酶的药物筛选分子反应模型的条件。采用 pNPP 检测法初步筛选具有生物活性的多味中草药，发现中药山竹子对 CN 酶具有强烈的抑制作用。本章以 CN 为靶酶，对山竹子中有效化学成分进行活性追踪，寻找新颖的天然活性小分子单体化合物。

3.1 试验仪器与材料

3.1.1 试验仪器（表3.1）

表 3.1　试验仪器

仪器	供应商
FW177 中药粉碎机	天津市斯特仪器有限公司

（续表）

仪器	供应商
MP 400-1 电子天平	上海第二天平仪器厂
BP211D 精密电子天平	Sartorius
BL310 型天平	Sartorius
SENCO 旋转蒸发仪 R 系列	上海申生科技有限公司
SHB-Ⅲ循环水式多用真空泵	郑州长城科工贸有限公司
KQ 3200E 型超声波清洗仪	昆山市超声仪器有限公司
Waters600C 高效液相色谱仪	Waters
Waters486 紫外检测器	Waters
Milli-Q 超纯水发生器	MILLIPORE
BHG-9203A 型电热恒温鼓风干燥箱	上海精密试验设备有限公司
4℃冷柜	北京博医康试验仪器有限公司

3.1.2 试验材料与试剂（表3.2）

表 3.2 试验材料与试剂

试验材料与试剂	供应商
山竹子	采自海南省澄迈县
薄层层析用硅胶 GF254	青岛海洋化工厂
薄层层析用硅胶 G	青岛海洋化工厂
羧甲基纤维素钠	北京旭东化工厂
柱层析用硅胶	青岛海洋化工厂
乙醇为分析纯及 95％工业酒精	北京化学试剂公司
其余有机试剂均为分析纯	北京化学试剂公司

3.2 试验方法

3.2.1 供试药液的制备

取 1g 药材粉碎，加入 75％乙醇 5ml 浸渍 24h，取 2ml 浸渍液水浴挥干，加 2ml 水溶解，分成 2 份：一份直接检测其对酶活性的影响；另一份往里面滴加

3%明胶直到无沉淀产生，加入95%乙醇3ml混匀离心去明胶，取2ml上清液水浴挥干，加0.5ml水溶解，当作去鞣质后测活样品的母液。2份样品按1/5梯度稀释成200mg/ml、40mg/ml、8mg/ml、1.6mg/ml进行检测。

3.2.2　以 pNPP 为底物的钙调蛋白磷酸酶活性的检测

3.2.2.1　检测所需溶液（表3.3）

表 3.3　检测所需要的溶液

检测所需溶液	配制成分	
酶稀释液	Tris-HCl pH 值 7.4（30℃）	50mM
	甘油	50%
	BSA	0.2mg/ml
	DTT（使用前临时加入）	1mM
测活液	Tris-HCl pH 值 7.4（30℃）	50mM
	CNB	2μM
	CaM	2μM
	Ca^{2+}	1mM
	Mn^{2+}	0.5mM
	BSA	0.2mg/ml
	pNPP	20mM
	DTT（使用前临时加入）	1mM
终止液	Na_2CO_3	0.5M
	EDTA	20mM

3.2.2.2　检测方法

将 CNA 稀释成合适的酶溶液备用，取 5ml 试管若干置于冰上，分别依次加入 10μl 药和 10μl 酶液于冰上孵育 5min，加入 180μl 测活液于 30℃的水浴反应 20min，加入 1 800μl 终止液终止反应，720 型分光光度计上测定 OD410 值。空白对照：10μl 酶稀释液＋10μlBuffer；酶：10μl 酶＋10μl Buffer；药对照：10μl 酶稀释液＋10μl 药；酶＋药：10μl 酶＋10μl 药（图 3.1）。

注：Buffer 为溶解药所用的溶液。

按以下公式计算药物对 CNA 的相对抑制率：

相对抑制率（%）＝［1－（OD$_{药+酶}$－OD$_{药对照}$）/OD$_{酶}$］×100%

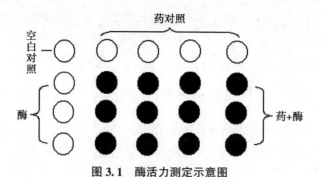

图 3.1　酶活力测定示意图

Fig. 3. 1　Enzyme activity assay

3.2.3　天然活性小分子的活性追踪

取中药山竹子，以75％乙醇渗漉，减压浓缩；用水溶解浸膏，分别以石油醚、乙酸乙酯、正丁醇萃取，分石油醚、乙酸乙酯、正丁醇和水相测活。选取活性较高的乙酸乙酯部位上硅胶柱进行层析，经石油醚：丙酮［1：（1～6）：1］梯度洗脱，分成15 部分（a～o）；活性跟踪，选取活性最高的 M 部分经石油醚：丙酮：冰乙酸［（1:1:3%）～（2:1:3%）］梯度洗脱，分成7 部分（M1～M7）；活性最高的 M3 用 95％的乙醇重结晶得单体化合物 isogarcinol。其提取分离流程如图 3.2 所示。

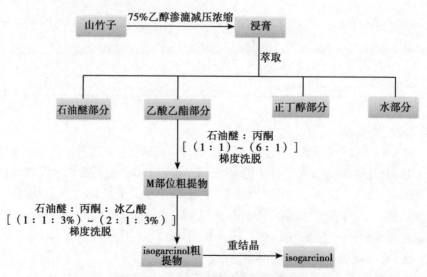

图 3.2　isogarcinol 的提取分离流程

Fig. 3. 2　The flow chart of isogarcinol extraction and separation

3.2.4 天然活性小分子的结构解析及确定

3.2.4.1 紫外光谱扫描

取化合物 I 5mg 用 5ml 甲醇溶解，以溶剂甲醇为对照，在 200~400nm 范围内进行光谱扫描。取最大吸收波长为 HPLC 的检测波长。

3.2.4.2 高效液相色谱法（HPLC）检验纯度

HPLC 条件：SymmetryC18（150mm × 4.6mm，5.0μm）色谱柱；流动相：甲醇：水为 82：18，流速 1.0ml/min；柱温：常温；检测波长 277nm，灵敏度 2.00 AUFS，进样量 20μl。采用面积归一化法算未知物纯度。

3.2.4.3 核磁共振光谱分析

取适量的化合物 I 样品溶于氘代甲醇（MeOD）中，然后转移到核磁测定管中，测定化合物 I 的核磁共振碳谱。取适量化合物 I 样品溶于氘代 DMSO 中，然后转移到核磁测定管中，测定化合物 I 的核磁共振氢谱。

3.2.4.4 质谱测定

取适量的化合物 I 样品用甲醇溶解，取溶解的样品溶液注入质谱测定仪中进行测定。

3.2.5 Isogarcinol 的大量制备

称取晒干的山竹子树皮 37.6kg，粉碎后以 75% 乙醇渗漉，减压浓缩后得到山竹子乙醇浸膏；将山竹子乙醇浸膏用水悬浮后依次用石油醚、乙酸乙酯、正丁醇萃取，分别得到石油醚浸膏、乙醇乙酯浸膏、正丁醇浸膏和水浸膏。乙酸乙酯部位上硅胶柱进行层析，经石油醚：丙酮 [（1：1）~（3：1）] 梯度洗脱，以已经分离得到 isogarcinol 作为标品，薄层色谱跟踪含 isogaricnol 的流分，收集合并用 95% 乙醇冲洗并抽滤，收集 95% 乙醇重结晶，抽滤，减压干燥，得白色粉末，称重。

3.3 试验结果

3.3.1 以钙调蛋白磷酸酶为靶酶的药物筛选

以 CN 为靶酶对中药两面针等 12 味中药进行筛选，发现山竹子对 CN 的抑制作用最强（图 3.3）。进一步研究发现，山竹子乙醇提取物在浓度为 40mg/ml 和 200mg/ml 时对 CN 酶具有强烈的抑制作用；在浓度为 1.6mg/ml 和 8mg/ml 时对 CN 酶有弱的抑制作用（表 3.4）。因此，把山竹子作为试验材料。

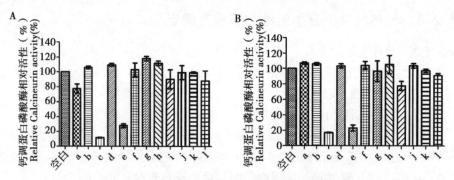

图 3.3　以钙调蛋白磷酸酶为靶酶的药物筛选过程

Fig. 3.3　The screening process of calcineurin as target enzyme

A：中草药对 CN 活性的影响（未去鞣质）；B：中草药对 CN 活性的影响（去鞣质）

a：胆木；b：三叉苦；c：山竹子；d：两面针；e：海风藤；f：小蓟；g：花椒；h：葶苈子；i：皂角；j：冬凌草；k：生藤；l：鸡血藤

A：The effect of Chinese herbal medicine on CN activity（including Tannin）；B：The effect of Chinese herbal medicine on CN activity（excluding Tannin）

a：Medicinal Fatheadtree；b：*Euodia lepta（Spreng.）*Merr；c：*Garcinia mangostana* L.；d：Zanthoxylum nitidum；e：*Caulis Piperis Kadsurae*；f：*Herba Cirsii Setosi*；g：Pericarpium Zanthoxyli；h：*Lepidium apetalum* Willd；i：*Gleditsia sinensis* Lam；j：*Rabdosia rubescens*（Hamst.）C. Y. Wu et Hsuan；k：*Stelmatocrypton khasianum*（Benth.）Baill；l：*Caulis Spatholobi*

表 3.4　山竹子乙醇提取液对 CN 的相对抑制率（pNPP）（N=3）

药品浓度	乙醇提取液	乙醇提取液（去鞣质）
1.6mg/ml	36.19%±2.58%	34.43%±1.43%
8mg/ml	70.67%±0.59%	68.95%±2.35%
40mg/ml	82.05%±1.67%	75.38%±1.65%
200mg/ml	88.43%±0.47%	83.08%±0.58%

3.3.2　以 CN 为靶酶的天然化合物的活性追踪及分离纯化

对山竹子的石油醚、乙酸乙酯、正丁醇和水相进行活性测定，发现乙酸乙酯、正丁醇和水相对 CN 的活性都有不同程度的抑制作用（图 3.4A）。选取抑制活性较高的乙酸乙酯部位上硅胶柱进行层析，经石油醚：丙酮［（1：1）～（6：1）］梯度洗脱，分成 15 部分（a～o），发现 M 部分对 CN 的抑制活性最高（图 3.4B）。从而选用 M 部分经石油醚：丙酮：冰乙酸［（1：1：3%）～（2：1：3%）］梯度洗脱，分成 7 部分（M1～M7），发现 M3 对 CN 的抑制活性最高（图 3.4C）。活性最高的 M3 用 95%的乙醇重结晶得单体化合物 isogarcinol。

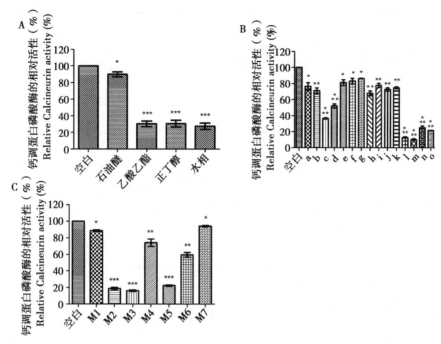

图 3.4　天然活性小分子的筛选及分离纯化过程

Fig. 3.4　Inhibition of CN activity by *Garcinia mangostana* L. fractions

A：不同溶剂的山竹子提取液对钙调蛋白磷酸酶活性的影响；B：乙酸乙酯部位各个部分对钙调蛋白磷酸酶活性的影响；C：M 段各个部分对钙调蛋白磷酸酶活性的影响

A：Effects of *Garcinia mangostana* L. fractions on CN activity；B：Effects of EtOAc fractions on CN activity；C：Effects of fractions derived from fraction M on CN activity

3.3.3　天然活性小分子的结构解析及确定

3.3.3.1　天然活性小分子的纯度

取化合物 Ⅰ 在 200～400nm 范围内进行光谱扫描，其最大吸收波长为 277nm（图 3.5），因此，把此波长作为 HPLC 的检测波长。

SymmetryC18（150mm × 4.6mm，5.0μm）色谱柱；流动相：甲醇：水为 82：18，流速 1.0ml/min；柱温：常温；检测波长 277nm，灵敏度 2.00 AUFS，进样量 20μl。经分析，通过面积归一化法计算得单体化合物的纯度为 95.5%（图 3.6）。

3.3.3.2　化合物 Ⅰ 结构确定

化合物 Ⅰ：白色粉末，^{1}H-NMR［500MHZ，DMSO］（图 3.7）δ：1.54m（m，H-6，1H），2.28（d，J = 14.5Hz，H_a-7，1H），2.06（m，H_b-7，

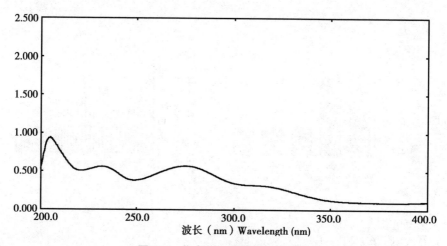

图 3.5 化合物 I 的紫外扫描光谱

Fig. 3.5 The UV scanning of compound I

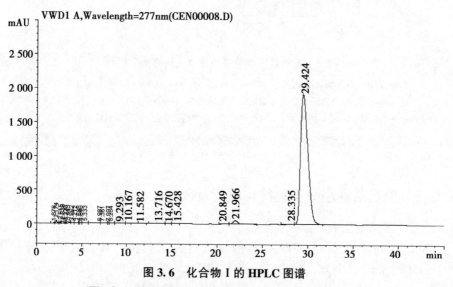

图 3.6 化合物 I 的 HPLC 图谱

Fig. 3.6 The HPLC chromatograms of compound I

1H)，7.30 （d，J= 2Hz，H-12，1H），6.75 （d，J = 8.0Hz，H-13，1H），7.16 （dd，J = 8.5，2Hz，H-14，1H），6.74 （d，J = 8.0 Hz，Hz，H-15，1H），7.16 （dd，J = 8.5，2 Hz，H-16，1H），2.68 （m，H_a-17），2.45 （dd，J=12.5，5Hz，H_b-17，1H），4.87 （t，J=5.6Hz，H-18，1H），1.59 （s，H_3-20，3H），1.61 （s，H_3-21，3H），1.17 （s，H_3-20，3H），1.00

（s，H_3-20，3H），2.65（m，H_a-24，1H），2.20（m，H_b-24，1H），4.91（t，J = 7.2 Hz，H-25，1H），1.66（s，H_3-20，3H），1.69（s，H_3-20，3H），3.05（dd，J = 14，3.5 Hz，H_a-29，1H），1.02（m，H_a-29，1H），1.52（m，H-30，1H），1.28（s，H_3-32，1H），0.92（s，H_3-33，1H），2.06（m，H_a-34，1H），1.80（m，H_b-34，1H），5.17（t，H-35），1.81（s，H_3-37，3H），1.59（s，H_3-38，3H）。

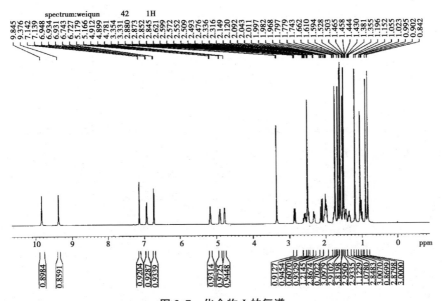

图 3.7 化合物 I 的氢谱

Fig. 3.7 ^{1}H-NMR spectrogram of compound I

^{13}C-NMR［500MHZ，MeOD］（图3.8）δ：172.2（C-1），125.1（C-2），194.9（C-3），68.0（C-4），46.1（C-5），45.6（C-6），38.6（C-7），51.2（C-8），206.5（C-9），192.8（C-10），129.7（C-11），114.8（C-12），145.2（C-13），151.2（C-14），114.2（C-15），122.9（C-16），24.8（C-17），119.8（C-18），134.0（C-19），16.9（C-20），25.2（C-21），21.5（C-22），25.7（C-23），29.1（C-24），124.9（C-25），132.6（C-26），17.3（C-27），25.1（C-28），27.6（C-29），43.2（C-30），86.8（C-31），20.2（C-32），27.8（C-33），29.1（C-34），121.5（C-35），133.2（C-36），24.6（C-37），16.7（C-38）。

ESI-MS m/z（%）（图3.9）：603.37（M^{+1}，100），625.36（M^{+23}，100）。

以上数据与文献资料对比，化合物 I 的^{1}H-NMR、^{13}C-NMR 图谱数据与沈

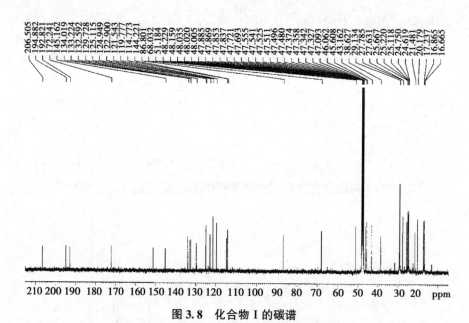

图 3.8　化合物 I 的碳谱

Fig. 3.8　^{13}C−NMR spectrogram of compound I

杰（2006）在《藤黄属两种植物的化学成分研究》中的 isogarcinol 相同[5]，因此确定化合物 I 为 isogarcinol，化学式为 $C_{38}H_{50}O_6$（图 3.10）。

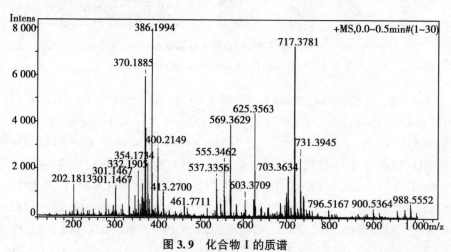

图 3.9　化合物 I 的质谱

Fig. 3.9　ESI−MS of compound I

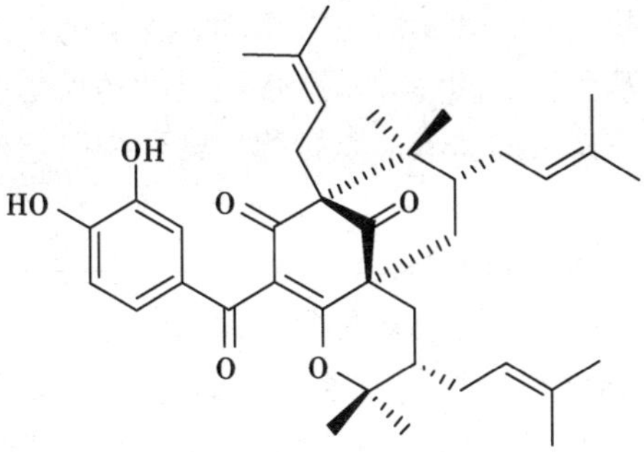

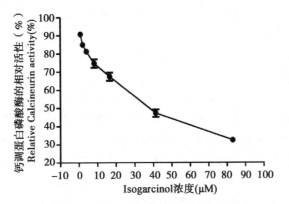

图 3.10 Isogarcinol 的结构

Fig. 3.10 Chemical structure of isogarcinol

3.3.4 Isogarcinol 对 CN 的抑制作用

以 pNPP 为底物，检测单体化合物 isogarcinol 对 CN 活力的影响：isogarcinol 的浓度越高，对 CN 的抑制率越高，显浓度依赖性，半抑制浓度为 IC50 = 36.35μM（图 3.11）。

图 3.11 Isogarcinol 对 CN 酶活力的影响

Fig. 3.11 Inhibition of CN activity by isogarcinol

3.3.5 Isogarcinol 的大量制备

37.6kg 的山竹子经大量制备，可得到纯度为 95.5% 的 isogarcinol 26.9g。

3.4 分析与讨论

中草药是一个药物的天然宝库，在新药的研究和开发中起到关键的作用。

随着生物技术的发展和人类对药物的需要增加，传统的以人们生产、生活实践积累起某些物质可以减轻病痛的经验及直接通过动物模型进行治疗疾病的药物筛选模式已经不能满足社会的需求。以靶酶作为药物筛选模型是近些年来研究的热点。

钙调蛋白磷酸酶（Calcineurin，CN）是一种活性受 Ca^{2+} 和钙调素蛋白（CaM）调节的丝氨酸/苏氨酸蛋白磷酸酶。以 CN 为靶酶的免疫抑制剂 FK506 和 CsA 的发现给器官移植和自身免疫性疾病的药物治疗开辟了新的途径。但是 CsA 和 FK506 有肾毒性，可能导致移植肾和正常肾出现长期的衰竭。它还能加重高血压、高血脂，因此会引起心血管系统的病变，也会增加肥胖的风险。因此，寻找高效低毒的新型钙调磷酸酶抑制剂具有重大的意义。

经过长期研究，实验室已经建立了完善的钙调蛋白磷酸酶（CN）的表达、提取纯化和酶活力测定体系，因此，已经具备了 CN 为靶酶的药物筛选分子反应模型的条件。鞣质是一类分子量比较大的多元酚类化合，能通过其酚羟与蛋白质的酰氨键形成氢键从而使蛋白质沉淀。明胶能与鞣质发生非特异性结合形成产物而沉淀下来，常用于去除鞣质。为了排除药材中的鞣质对 CN 的影响而带来假阳性结果，因此在本文的药材初筛选过程中，用明胶去除鞣质的影响。

本研究采用以 pNPP 为底物，筛选能抑制钙调蛋白磷酸酶活性的中草药，发现中药山竹子对 CN 酶具有强烈的抑制作用。因此，对山竹子中有效成分进行活性追踪：山竹子的乙酸乙酯部分、正丁醇部分和水相都能抑制钙调蛋白磷酸酶的活性，首先对乙酸乙酯部分进行分离纯化，以 CN 为靶酶进行活性追踪，选择各组分中对 CN 活性抑制程度相对最高、稳定且样品量较大的部位进行下一步的分离纯化，经过两次柱层析，具有很高生物活性的多异戊烯基取代的苯甲酮类化合物—isogarcinol 被分离出来。Isogarcinol 是多异戊烯基取代的苯甲酮类化合物，最早于 1981 年被 Krishnamurthy N 从藤黄科植物（Garcinia indica）分离出来，并解析出结构[6]。近些年，人们对 isogarcinol 的研究仅限于化学结构的研究，有关其药理作用的研究鲜有报道[7,8]。有关 isogarcinol 的免疫功能方面研究和大量制备的方法也未见有报道。本文首次发现 isogarcinol 能够抑制钙调蛋白磷酸酶活性（钙调蛋白磷酸酶在免疫调节中起着重要的作用），这揭示了 isogarcinol 可能具有重要的免疫功能。

总之，本章首次发现 isogarcinol 在体外能够抑制钙调蛋白磷酸酶，且呈显浓度依赖性，半抑制浓度为 IC50 $= 36.35\mu M$（以 pNPP 为底物检测时）；并报道了一种 isogarcinol 大量制备的简单而快速的方法，并从 37.6kg 的山竹子经大量制备，得到纯度为 95.5% 的 isogarcinol 26.9g，为往后的有关 isogarcinol 免疫功能方面的研究打下良好的基础，也为 isogarcinol 今后药用的来源提供了试验依据。

3.5 试验小结

本章以 CN 为靶酶对山竹子中化学成分进行活性追踪，首次发现 isogarcinol 在体外能够抑制钙调蛋白磷酸酶活性，而显浓度依赖性，半抑制浓度为 IC50 = 36. 35μM（以 pNPP 为底物检测时）。

本章报道了一种简单而快速的 isogarcinol 大量制备的方法，为往后的有关 isogarcinol 免疫功能方面的研究打下良好的基础，也为 isogarcinol 今后药用的来源提供了试验依据。

参考文献

[1] Rusnak F, Mertz P. Calcineurin: form and function [J]. Physiological reviews, 2000, 80 (4): 1 483-1 521.

[2] Jørgensen K A, Koefoed-Nielsen P, Karamperis N. Calcineurin phosphatase activity and immunosuppression. A review on the role of calcineurin phosphatase activity and the immunosuppressive effect of cyclosporin A and tacrolimus [J]. Scandinavian journal of immunology, 2003, 57 (2): 93-98.

[3] Hong J C, Kahan B D. Immunosuppressive agents in organ transplantation: past, present, and future. Seminars in Nephrology, 2000, 20 (2): 108-125.

[4] Rathee P, Chaudhary H, Rathee S, et al. Immunosuppressants: A Review [J]. The Pharma Innovation-Journal, 2012, 1 (12): 90-101.

[5] 沈杰. 藤黄属两种植物的化学成分研究 [D]. 北京: 中国协和医科大学, 2006.

[6] Krishnamurthy N, Lewis Y, Ravindranath B. On the structures of garcinol, isogarcinol and camboginol [J]. Tetrahedron Letters, 1981, 22 (8): 793-796.

[7] Marti G, Eparvier V, Litaudon M, et al. A new xanthone from the bark extract of rheedia acuminata and antiplasmodial activity of its major

compounds ［J］. Molecules, 2010, 15 (10): 7 106-7 114.

［8］ Rukachaisirikul V, Naklue W, Sukpondma Y, et al. An antibacterial biphenyl derivative from Garcinia bancana MIQ ［J］. Chemical and pharmaceutical bulletin, 2005, 53 (3): 342-343.

4 Isogarcinol 对钙调蛋白磷酸酶抑制作用的酶学研究

钙调蛋白磷酸酶（Calcineurin，CN）是目前所知的真核生物中唯一的一种活性受 Ca^{2+} 和钙调素蛋白（CaM）调节的丝氨酸/苏氨酸蛋白磷酸酶[1]。在体外调节活性的过程中，CN 受到 Mn^{2+}、Ni^{2+} 和 Mg^{2+} 等外源金属离子的调节[2]。

Isogarcinol 是多异戊烯基取代的苯甲酮类化合物，最早于 1981 年被 Krishnamurthy N 从藤黄科植物（*Garcinia indica*）分离出来并解析出结构[3]。近些年，人们对 isogarcinol 的研究仅限于化学结构的研究，有关其药理作用的研究鲜有报道。在第 3 章中，首次发现 isogarcinol 能够抑制钙调蛋白磷酸酶活性（钙调蛋白磷酸酶在免疫调节中起着重要的作用），这揭示了 isogarcinol 可能具有重要的免疫功能。

为了更进一步了解 isogarcinol 对钙调蛋白磷酸酶抑制作用，从酶动力学、不同的试验条件下 isogarcinol 对 CN 活性的影响和 isogarcinol 对 CNA 及其剪切体抑制作用的比较 3 个方面进行研究。对 isogarcinol 对钙调蛋白磷酸酶抑制作用的酶动力学进行研究，是为了了解 isogarcinol 对 CN 的作用方式和抑制类型。对不同的试验条件下 isogarcinol 对 CN 活性的影响进行研究，是为了了解不同的 CNB、CaM、孵育方式、Mn^{2+} 和 DTT 等的条件下，isogarcinol 对 CN 活性的影响。对 isogarcinol 对 CNA 及其剪切体抑制作用的比较，是为了更进一步研究 isogarcinol 主要通过影响钙调蛋白磷酸酶 A 亚基哪个区域来影响 CN 的活性。

本章节对 isogarcinol 抑制 CN 活性的酶学机理进行研究，有助于更进一步了解 isogarcinol 抑制 CN 活性的特点，从而有利于通过改变条件提高 isogarcinol 对 CN 的抑制作用，为得到更高效低毒的 CN 抑制剂提供理论基础和试验依据。

4.1 试验材料及仪器

4.1.1 试验仪器（表 4.1）

表 4.1 试验仪器

仪器	供应商
制冰机 SIM-F124	日本 SANYO 公司
低温冰箱 MDF-382E	日本 SANYO 公司
紫外可见分光光度计 T6	北京普析通用仪器有限公司
数控超级恒温槽 SC-15	上海天平仪器技术有限公司
Elix/RiOs 纯水系统	美国 Millipore 公司
台式冷冻离心机 5417R	德国 Eppendorf 公司

4.1.2 试验材料及试剂（表 4.2）

表 4.2 试验材料及试剂

试验材料及试剂	供应商
Isogarcinol	本实验室分离纯化
CaM	本实验室分离纯化
CNB	本实验室分离纯化
DTT	德国 Merck 公司
$MnCl_2$	北京化学试剂公司
$CaCl_2$	北京化学试剂公司
pNPP（对硝基苯酚磷酸盐）	美国 Sigma 公司

4.1.3 以 pNPP 为底物，CN 酶活性检测所需溶液（表 4.3）

表 4.3 检测溶液及成分

检测所需溶液	配制成分	
	50mM	Tris-HCl pH 值 7.4（30℃）
酶稀释液	50%	甘油
	0.2mg/ml	BSA
	1mM	DTT（使用前临时加入）

（续表）

检测所需溶液	配制成分	
测活液	50mM	Tris-HCl pH 值 7.4（30℃）
	2μM	CNB
	2μM	CaM
	1mM	Ca^{2+}
	0.5mM	Mn^{2+}
	0.2mg/ml	BSA
	20mM	pNPP
	1mM	DTT（使用前临时加入）
终止液	0.5M	Na_2CO_3
	20mM	EDTA

4.2 试验方法

酶活力单位（U），指在 pH 值 7.4 和 30℃时，每分钟释放出 1nmol 产物所需要的酶量。本章将采用"酶比活力"来表示酶的活性状态，即在 pH 值 7.4 和 30℃时，每毫克酶在每分钟内所催化水解的底物 p-NPP 的物质的量，单位为"nmol/（mg·min）"。

4.2.1 以 pNPP 为底物的活性测定

4.2.1.1 纯酶活性测定

将酶稀释成合适的酶溶液备用，取 5ml 试管若干置于冰上，分别依次加入 20μl 酶和 180μl 测活液于 30℃的水浴反应 20min，加入 1 800μl 终止液终止反应，720 型分光光度计上测定 OD410 值。其中，以用 20μl 不含酶的酶稀释液替代酶溶液进行反应，作为空白对照对仪器校零。

酶比活力计算公式：

$$酶比活 [nmol/（mg·min）] = OD410×100×K / 0.175×[Pr]$$

（式 4-1）

注：pNPP 在 410nm 下的摩尔消光系数是 17 500 $M^{-1}·cm^{-1}$。式中 [Pr] 为蛋白浓度，单位"mg/ml"；K 随着酶投入量和反应时间而变化。20μl 酶反

应 20min 时 $K=1$；10μl 酶反应 20min 时或 20μl 酶反应 10min 时 $K=2$；10μl 酶反应 10min 时 $K=4$；依此类推。

注：以上方法参考 Wang H [4] 发表文章中的方法进行。

4.2.1.2　测定药物对酶活性影响

将酶稀释成合适的酶溶液备用，取 5ml 试管若干置于冰上，分别依次加入 10μl 药和 10μl 酶液于冰上孵育 5min，加入 180μl 测活液于 30℃ 的水浴反应 20min，加入 1 800μl 终止液终止反应，720 型分光光度计上测定 OD410 值（空白对照：10μl 酶稀释液+10μl Buffer；药对照：10μl 酶稀释液+10μl 药；酶+药：10μl 酶+10 μl 药）。

药物作用后，酶比活力计算公式如下：

$$酶比活 [nmol/(mg \cdot min)] = \Delta OD410 \times 100 \times K / 0.175 \times [Pr]$$

（式 4-2）

注：$\Delta OD410$ 为药物和酶的吸光度扣减相应浓度药物对照的吸光度。

4.2.2　CN 酶动力学测定

在研究抑制剂对酶的作用机理时，常采用以 Michaelis-Menten 方程为基础的经典酶动力学方法。测定时，需保持每次投入的酶量不变，只改变底物浓度。本试验以 p-NPP 为底物进行试验，试验方法具体参见"4.2.1 以 pNPP 为底物的活性测定"。选取的底物 p-NPP 浓度梯度为 5mM、10mM、20mM、40mM、60mM、80mM。对于每个底物浓度，酶对照组只含有酶液和 DMSO，药物试验组含有酶液和浓度为半数抑制浓度的药物。试验结果采用 Michaelis-Menten 方程求解酶动力学相关常数，并通过双倒数作图法作图，求出各种酶的 Km 和 Vmax 值。

4.2.3　不同的试验条件下，isogarcinol 对 CN 活性的影响

4.2.3.1　在 CaM、CNB、CaM 和 CNB 存在的条件下，isogarcinol 对 CNA 酶活性的影响试验

CaM 和 CNB 都对 CNA 酶的活性起调节作用，可以显著影响 CNA 酶的活性。分 3 种情况考察了它们对 isogarcinol 抑制 CNA 酶活性大小情况的影响：在只有 CNB 存在时，药物 isogarcinol 对 CNA 酶的抑制作用，即测活液中不加入 CaM；在只有 CaM 存在时，药物 isogarcinol 对 CNA 酶的抑制作用，即测活液中不加入 CNB；CaM 及 CNB 都存在时，药物 isogarcinol 对 CNA 酶的抑制作用，即在测活液中同时加入 CNB、CaM。具体试验方法参照"4.2.1 以 pNPP 为底物的活性测定"。测定过程中，需要使投入的酶量始终保持一致。

4.2.3.2 不同孵育方式对 isogarcinol 抑制 CN 酶活性的影响

由于 CN 酶测活液中又需要加入 Mn^{2+}、Ca^{2+} 等金属离子来作为酶的激活剂，为考察 isogarcinol 是否与 Mn^{2+} 等离子螯合来降低 CN 的活性，采用两种孵育方式：一种是药物先和含金属离子的测活液预混合，冰上孵育 5min，混合液再与酶液混合反应，参照 "4.2.1 以 pNPP 为底物的活性测定" 完成后续测定；另一种是药物先和酶液预混合，冰上孵育 5min，混合液再与含金属离子的测活液混合反应，参照 "4.2.1 以 pNPP 为底物的活性测定" 完成后续测定。测定过程中，需要使投入的酶量始终保持一致。

4.2.3.3 Isogarcinol 在不同 Mn^{2+} 浓度下对 CN 酶活性的影响

许多金属离子都能影响 CN 酶，其中 Ca^{2+} 和 Mn^{2+} 对 CN 酶影响较大[5]。在体外没有 Mn^{2+} 存在时，CN 的活力很低，Mn^{2+} 可以代替 Ca^{2+} 而与 CNB 和 CaM 结合从而激活 CN 和 CNA[6]。因此，在考察不同的 Mn^{2+} 离子浓度（0、0.05mM、0.1mM、0.25mM、0.5mM、1mM、5mM）条件下，isogarcinol 对 CN 酶活性的影响。具体检测方法参照 "4.2.1 以 pNPP 为底物的活性测定"。

4.2.3.4 在不同浓度 DTT 存在时，药物 isogarcinol 对 CN 酶的抑制作用

CN 酶被氧化会失去活性，DTT 等抗氧化剂能有效防止 CN 酶被氧化从而保持 CN 的活性[7]。为进一步考察 isogarcinol 对 CN 的抑制作用是否通过氧化 CN 酶来实现，采用在不同浓度 DTT（0、0.05mM、0.1mM、0.25mM、0.5mM、1.0mM、5.0mM）存在条件下，isogarcinol 对 CN 酶抑制作用的情况。具体试验方法参照 "4.2.1 以 pNPP 为底物的活性测定"。测定过程中，需要使投入的酶量始终保持一致。

4.2.4 Isogarcinol 对 CNA 及其剪切体 CNAa、CNAab、CNAabc 抑制作用的比较研究

在成功纯化了较高纯度的 CNA 酶及其一系列剪切体 CNAa、CNAab、CNAabc 的基础上，对 isogarcinol 对 CNA 及其不同剪切体的抑制作用进行了考虑。酶活性的测定方法参考 4.2.1 所述，测定过程中，需要使投入的酶量始终保持一致。

4.2.5 数据统计与分析

试验重复 3 次，每次每组做 3 个平行。酶活性数据均以 "均值±SD" 形式给出，并使用 Excel、Origin8.5、GraphPad Prism 5 统计分析软件进行数据处理，绘制统计图表。

4.3 试验结果

4.3.1 Isogarcinol 对 CN 抑制作用的酶动力学分析

选用 Isogarcinol 对 CN 的半数抑制浓度（IC50 = 36.35μM）进行酶动力学研究，以 p-NPP 为底物对 isogarcinol 抑制 CN 酶活性的作用机制进行研究，结果如图 4.1 所示。根据 Michealis-Menten 方程，进行分析，isogarcinol 抑制 CN 酶的过程中并不会改变 CN 酶对底物的 V_{max} 值，但 Km 值增大，即不改变 CN 酶对 p-NPP 的亲和力（酶动力学参数见表 4.4），因此，isogarcinol 对 CN 酶的抑制作用属于竞争性抑制。

表 4.4 Isogarcinol 对 CN 抑制作用的酶动力参数

参数	isogarcinol	没加 isogarcinol
Km	37	15
V_{max}	1 358.70	1 366.12

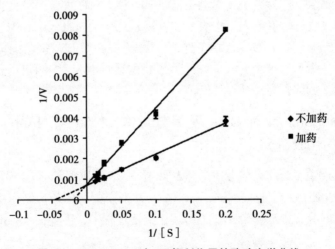

图 4.1 Isogarcinol 对 CN 抑制作用的酶动力学曲线

Fig. 4.1 The linewave−Burk plots of CN activity against different concentration of p−NPP with or without isogarcinol

4.3.2　不同的试验条件下，isogarcinol 对 CN 活性的影响

4.3.2.1　在 CaM、CNB、CaM 和 CNB 存在的条件下，Isogarcinol 对 CNA 酶活性的影响试验

分别对测活液中不含有 CNB、测活液中不含有 CaM 和测活液中含 CaM 和 CNB 3 种情况下，isogarcinol 对 CNA 酶活性的影响进行了研究。结果如图 4.2 所示，当测活液中不含有 CNB 时，isogarcinol 对 CNA 半数抑制浓度 IC50 为 47.19μM；当测活液中不含有 CaM，isogarcinol 对 CNA 半数抑制浓度 IC50 为 602.19μM；当测活液中 CNB 和 CaM 都存在时，isogarcinol 对 CNA 半数抑制浓度 IC50 为 36.35μM。试验结果表明，isogarcinol 主要通过钙调蛋白磷酸酶调节剂 CaM 来影响 CNA 的活性。

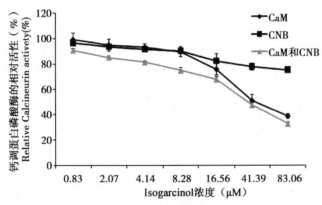

图 4.2　在 CaM、CNB、CaM 和 CNB 存在的条件下，
isogarcind 对 CNA 酶活性的影响试验

Fig. 4.2　Inhibition of CN activity by isogarcinol in absence of CNB,
in absence of CaM, in presence of both CaM and CNB

4.3.2.2　不同孵育方式时，isogarcinol 对 CNA 酶抑制作用的影响

选取 7 个药物 isogarcinol 的浓度来考察两种不同孵育方式下药物对 CN 酶抑制作用强弱是否存在差异。两种孵育方式分别是：第一种药物先与含金属离子的测活液孵育 5min 后再与 CN 酶液混合；第二种药物先与 CN 酶液孵育 5min 后再与含金属离子的测活液混合。试验结果如图 4.3 所示。由试验结果可知，在不同药物浓度下采用不同的孵育方式 isogarcinol 对 CN 的抑制作用会有一定的波动，但是无论采取这两种孵育方式中的哪种，isogarcinol 对 CN 酶活性的抑制作用变化不大。

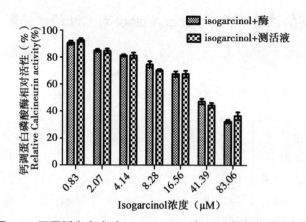

图 4.3　不同孵育方式时，isogarcinol 对 CNA 抑制作用的影响

Fig. 4.3　Effect of isogarcinol on CN indifferent incubation method

4.3.2.3　Isogarcinol 在不同 Mn^{2+} 浓度下对 CN 酶活性的影响

考察了 isogarcinol 在 7 个不同 Mn^{2+} 浓度下 isogarcinol 对 CN 酶活性的影响，如图 4.4 所示：当测活液中没有 Mn^{2+} 存在时，CN 的酶活性很低，isogarcinol 对 CN 的抑制作用也很弱；随着 Mn^{2+} 浓度的增加，CN 的酶活性也不断增加；药物对 CN 酶的抑制作用也逐渐增强，但当 Mn^{2+} 浓度增加到一定程度后（>0.25mM），CN 的酶活性趋于稳定，isogarcinol 对 CN 酶的抑制强度也基本保持不变，即使是 Mn^{2+} 浓度继续增加也不会显著改变 isogarcinol 对 CN 酶的抑制作用强度。

4.3.2.4　Isogarcinol 在不同浓度 DTT 存在时对 CN 酶的抑制作用

选取 6 个 DTT 浓度（0、0.05mM、0.1mM、0.25mM、0.5mM、1mM、5mM）来考察 isogarcinol 在不同浓度 DTT 存在时对 CN 酶抑制作用的变化。试验结果如图 4.5 所示。随着 DTT 浓度的增加，isogarcinol 对 CN 酶抑制作用会有所波动，但幅度不大，即 DTT 浓度改变时，药物 isogarcinol 对 CN 酶活性的抑制强度基本维持不变。

4.3.3　Isogarcinol 对 CNA 及其剪切体 CNAa、CNAab、CNAabc 抑制作用的比较研究

Isogarcinol 对 CNA 及其剪切体 CNAa、CNAab、CNAabc 抑制作用结果如图 4.6 所示。Isogarcinol 对 CNA、CNAa、CNAab 和 CNAabc 的半抑制浓度分别为 36.35μM、546.97μM、570.27μM 和 26.43μM。跟 CNA 和 CNAabc 相比，isogarcinol 对 CNAa 和 CNAab 的半抑制浓度比较高，但 isogarcinol 对 CNAa 和

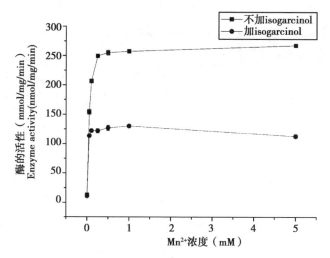

图 4.4   Isogarcinol 不同 Mn^{2+} 浓度下对 CN 活性的影响

Fig. 4. 4   Inhibition CN activity by isogarcinol with different concentration of Mn^{2+}

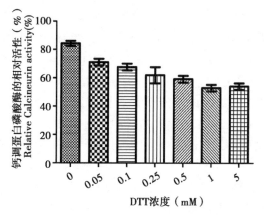

图 4.5   Isogarcinol 在不同浓度 DTT 存在条件下对 CN 酶的抑制作用

Fig. 4. 5   Inhibition calcineurin activity by isogarcinol in presence of different concentrations of DTT and with or without ascorbate

CNAab 仍然具有抑制作用。这说明钙调蛋白磷酸酶 A 亚基的催化区和 CNB 结合区的存在对 isogarcinol 发挥的抑制 CN 活性作用很重要，而且其抑制作用还需要 CaM 结合区的参与。

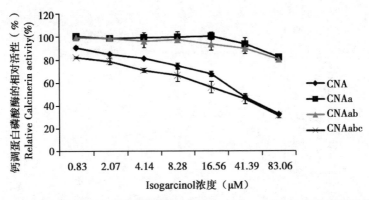

图 4.6 **Isogarcinol 对 CNA 及其剪切体 CNAa、CNAab、CNAabc 的抑制作用比较**

Fig. 4.6 **Inhibition of CNA and its truncated mutants by isogarcinol**

4.4 分析与讨论

在前面章节的研究中，以钙调蛋白磷酸酶为靶酶筛选中草药，发现 isogarcinol 在体外能直接抑制 CN 的活性，半抑制浓度为 36.35μM。酶动力分析显示，isogarcinol 抑制 CN 酶的过程中并不会改变 CN 酶对底物的 Vmax 值，但 Km 值增大，即不改变 CN 酶对 p-NPP 的亲和力，isogarcinol 对 CN 酶的抑制作用属于竞争性抑制。而经典的免疫抑制剂 CsA 和 FK506 与其各自的胞内受体 Cyclophilin 和 FK506-binding-protein（FKBP）结合后与 CN 结合[8,9]，因此，isogarcinol 对 CN 酶的抑制作用属于竞争性抑制，有别于 CsA 和 FK506。

对不同试验条件下 isogarcinol 对 CN 活性的影响进行研究，结果显示：

（1）当测活液中不含有 CNB 时，isogarcinol 对 CNA 半数抑制浓度 IC50 为 47.19μM；当测活液中不含有 CaM，isogarcinol 对 CNA 半数抑制浓度 IC50 为 602.19μM；当测活液中 CNB 和 CaM 都存在时，isogarcinol 对 CNA 半数抑制浓度 IC50 为 36.35μM。这表明 isogarcinol 可能是通过钙调蛋白磷酸酶调节剂 CaM 来影响 CNA 的活性。

（2）在不同孵育方式条件下，isogarcinol 对 CNA 酶抑制作用的影响试验结果显示，在不同药物浓度下采用不同的孵育方式，isogarcinol 对 CN 的抑制作用会有一定的波动，但是无论是采取这两种孵育方式中的何种，药物对 CN 酶的抑制作用都不会有太大变化。这说明 isogarcinol 发挥对 CN 酶活性的抑制作用不是通过影响金属离子完成的。

（3）CN 是一种活性依赖金属离子的蛋白酶，因此测活液中的 Mn^{2+} 离子对测活过程中 CN 酶活性的激活是必不可少的成分[2]。在不同 Mn^{2+} 浓度下 isogarcinol 对 CN 酶活性的影响，试验结果显示，当测活液中没有 Mn^{2+} 存在时，CN 酶的活性很低，isogarcinol 对 CN 酶的抑制作用也很低；随着 Mn^{2+} 浓度的增加，CN 酶的活性也不断增强；isogarcinol 对 CN 酶的抑制作用也逐渐增强，但当 Mn^{2+} 浓度增加到一定程度后（>0.25mM），CN 的酶活性趋于稳定，isogarcinol 对 CN 酶的抑制强度也基本保持不变，即使是 Mn^{2+} 浓度继续增加，也不会显著改变 isogarcinol 对 CN 酶活性的抑制作用强度。这也从另一个角度证明了 isogarcinol 不是通过影响 Mn^{2+} 来影响 CN 酶的活性。

（4）二硫键是维持蛋白质高级构象的重要桥梁，-SH 具有很强的还原性，容易被氧化物氧化，而使蛋白失去活性。维生素 C、DTT 等都可以防止这种氧化，从而防止蛋白失活[7]。本章研究发现，DTT 浓度改变时，药物 isogarcinol 对 CN 酶活性的抑制强度基本维持不变。这说明 isogarcinol 对 CN 酶活性的抑制作用可能不是通过氧化还原过程来完成的。

钙调蛋白磷酸酶 A 亚基 CNA 含有包括自抑制区 AI、CaM 结合区及 CNB 结合区、CNAa 仅含催化区、CNAab 含催化区和 BBH 区、CNAabc 含催化区、BBH 区和 CBD 区，以 pNPP 为底物的活性测活结果显示，isogarcinol 对 CNA、CNAa、CNAab 和 CNAabc 的半抑制浓度分别为 36.35μM、546.97μM、570.27μM 和 26.43μM。跟 CNA 和 CNAabc 相比，isogarcinol 对 CNAa 和 CNAab 的半抑制浓度比较高，但 isogarcinol 对 CNAa 和 CNAab 仍然具有抑制作用。这说明钙调蛋白磷酸酶 A 亚基的催化区和 CNB 结合区的存在对 isogarcinol 发挥的抑制 CN 活性作用很重要，而且其抑制作用还需要 CaM 结合区的参与。

本试验在长期研究中发现，以 pNPP 为底物，药物小分子对钙调蛋白磷酸酶的体外抑制作用跟以生理底物 RII 为底物时，药物小分子对钙调蛋白磷酸酶抑制作用的结果基本一致[4,10-12]。因此，在本章节的研究中，只是以 pNPP 为底物，研究 isoarcinol 对钙调蛋白磷酸酶的抑制作用。

Isogarcinol 对钙调蛋白磷酸酶的抑制作用属于竞争性抑制；在不同条件下，isogarcinol 对钙调蛋白磷酸酶活性影响结果显示，isogarcinol 不是通过影响金属离子和氧化还原过程来影响钙调蛋白磷酸酶活性，可能是通过钙调蛋白磷酸酶调节剂钙调素来影响钙调蛋白磷酸酶活性。isogarcinol 对 CNA 及其剪切体抑制作用的比较结果显示，钙调蛋白磷酸酶 A 亚基的催化区和 CNB 结合区的存在对 isogarcinol 发挥的抑制 CN 活性作用很重要，而且其抑制作用还需要 CaM 结合区的参与。

4.5　试验小结

（1）Isogarcinol 对钙调蛋白磷酸酶（CN）的抑制作用属于竞争性抑制。

（2）Isogarcinol 不是通过影响金属离子和氧化还原过程来影响钙调蛋白磷酸酶活性。

（3）Isogarcinol 可能是通过钙调蛋白磷酸酶的调节剂钙调素来影响钙调蛋白磷酸酶活性。

（4）钙调蛋白磷酸酶 A 亚基的催化区和 CNB 结合区的存在对 isogarcinol 发挥的抑制 CN 活性作用很重要，而且其抑制作用还需要 CaM 结合区的参与。

参考文献

[1]　Rusnak F, Mertz P. Calcineurin: form and function [J]. Physiological reviews, 2000, 80 (4): 1 483–1 521.

[2]　Pallen C J, Wang J. Regulation of calcineurin by metal ions. Mechanism of activation by Ni^{2+} and an enhanced response to Ca^{2+}/calmodulin [J]. Journal of Biological Chemistry, 1984, 259 (10): 6 134–6 141.

[3]　Krishnamurthy N, Lewis Y, Ravindranath B. On the structures of garcinol, isogarcinol and camboginol [J]. Tetrahedron Letters, 1981, 22 (8): 793–796.

[4]　Wang H, Zhou C L, Lei H, et al. Inhibition of calcineurin by quercetin in vitro and in Jurkat cells [J]. Journal of biochemistry, 2010, 147 (2): 185–190.

[5]　Pallen C, Wang J. Stoichiometry and dynamic interaction of metal ion activators with calcineurin phosphatase [J]. Journal of Biological Chemistry, 1986, 261 (34): 16 115–16 120.

[6]　Hengge A C, Martin B L. Isotope effect studies on the calcineurin phosphoryl–transfer reaction: transition state structure and effect of calmodulin and Mn^{2+} [J]. Biochemistry, 1997, 36 (33): 10 185–10 191.

[7]　Sommer D, Fakata K L, Swanson S A, et al. Modulation of the phosphatase activity of calcineurin by oxidants and antioxidants in vitro [J]. European Journal of Biochemistry, 2001, 267 (8): 2 312–2 322.

[8]　Bierer B E, Holländer G, Fruman D, et al. Cyclosporin A and

FK506: molecular mechanisms of immunosuppression and probes for transplantation biology [J]. Current opinion in immunology, 1993, 5 (5): 763-773.

[9] Jørgensen K A, Koefoed Nielsen P, Karamperis N. Calcineurin phosphatase activity and immunosuppression. A review on the role of calcineurin phosphatase activity and the immunosuppressive effect of cyclosporin A and tacrolimus [J]. Scandinavian journal of immunology, 2003, 57 (2): 93-98.

[10] Li J, Tu Y, Tong L, et al. Immunosuppressive activity on the murine immune responses of glycyrol from Glycyrrhiza uralensis via inhibition of calcineurin activity [J]. Pharmaceutical biology, 2010, 48 (10): 1 177-1 184.

[11] Peng L, Qi Y, Wu H, et al. Interaction of glycyrol with calcineurin A studied by spectroscopic methods and docking [J]. IUBMB life, 2011, 63 (1): 14-20.

[12] Lei H, Luo J, Tong L, et al. Quercetin binds to calcineurin at a similar region to cyclosporin A and tacrolimus [J]. Food chemistry, 2011, 127 (3): 1 169-1 174.

5 Isogarcinol 与钙调蛋白磷酸酶相互作用研究

　　研究生物大分子和有机小分子相互结合作用，有助于深入了解药物发挥的过程和机制，为科学用药、新药筛选、设计和开发等提供科学依据和理论指导。

　　等温滴定量热法（Isothermal Titration Calorimetry，ITC）是近年来发展起来的一种研究生物热力学与生物动力学的重要结构生物学方法，它通过直接测量化学或生化反应过程热变化来提供反应过程的热力学信息[1]。等温滴定量热法（ITC）是研究蛋白质与小分子药物相互作用的理想技术，因为它能提供蛋白质—小分子相互作用的完整热力学参数，可以得到结合常数、结合位点数以及焓变和熵变。除了这些信息，ITC 还可以测量不同温度下相互作用热量动态变化。因此，这些数据可以提供相互作用的热力学特征，特别是在其他技术得到的结构信息的帮助下，帮助理解分子水平上相互作用的机制。蛋白与小分子相互作用的理解，有助于理解蛋白的调控机制，也有助于药物设计改造。

　　荧光光谱法能提供发射光谱、激发光谱、荧光寿命、荧光强度和量子产率等信息，从而能够帮助鉴定药物的结合位点，而且还能用于计算在药物和蛋白质上的荧光团之间的距离。荧光猝灭是指由于荧光物质分子与溶剂分子或其他溶质分子的相互作用引起的荧光强度降低的物理或者化学过程。对蛋白质的荧光猝灭过程进行研究，可以得到小分子与蛋白质作用的结合常数、作用区域及位置信息[2]。据 Förster 非辐射能量转移理论，当供体的荧光发射光谱与受体的吸收光谱有足够的重叠，且供体与受体之间的最大距离不超过 7nm 时，将会发射非辐射能量转移，导致供体荧光猝灭，因此可以计算药物和蛋白质上的荧光团之间的距离[3]。

　　蛋白质含有肽键、芳香氨基酸残基、二硫键等光活性生色基因，这些生色基团对左右圆偏振光的吸收不同，因此蛋白质具有圆二色性。圆二色光谱对手性分子的结构十分敏感，可反映出含手性非对称分子内部结构的一些信息，是测定蛋白质构象及其变化较为有效的方法，该方法已成为研究蛋白质及分子间相互作用的重要光谱手段之一[4]。

　　在前面的章节研究中发现，isogarcinol 在体外能显著抑制 CN 的活性，并从酶学的角度探究了 isogarcinol 抑制钙调蛋白磷酸酶活性的机理。本章采用了等温滴定量热法、荧光光谱法和 Docking 对接法研究 isogarcinol 与 CN 特异性相互作用，圆二色谱法研究 isogarcinol 对 CN 构象的变化。根据以上方法，可以了解 isogarcinol 与 CN 相互作用的结合类型、结合位点数、结合常数，结合体系的熵变、焓和吉布斯自由能烃及 isogarcinol 对 CN 二级结构结构单元相对含量的变化，为更好地改造并构建高效低毒的免疫抑制剂提供基础。

5.1 试验材料、方法及仪器设备

5.1.1 试验仪器设备（表 5.1）

表 5.1 试验仪器设备

仪器设备	供应商
TU-1800 UV-Vis Spectrophotometer	PGENERAL
Fluoro Max-2 Fluorimeter	Jobin Yvon-Spex
圆二色谱仪	Jasco-810 spectropolarimeter
MicroCal iTC200	美国 GE

5.1.2 试验所需溶液（表 5.2）

表 5.2 试验所需溶液

所需溶液	配制成分	
Buffer A	Tris-HCl pH 值 7.4（4℃）	50mM

5.2 试验方法

5.2.1 等温滴定量热法测定 isogarcinol 与含 CNA 和 CNB 的重组钙调蛋白磷酸酶（BA）相互作用

用钙调素亲和层析柱纯化 BA 过 G250 脱盐柱，在收集 BA 后没出盐峰之前，收集洗脱 Buffer 做溶解 isogarcinol 的 Buffer。10mM isogarcinol 溶于 DMSO，用 Buffer 稀释到 20μM，最终 DMSO 的含量为 0.2%。为了排除 0.2% DMSO 对

试验过程中的影响，设计了对照组含 0.2% DMSO Buffeer 对 0.2% DMSO Buffer 滴定试验。在测定结合常数的滴定试验中，将 100μM BA 40μl 装入滴定注射器，20μM isogarcinol 190μl 放入样品池，第一次滴 2μl，第二次开始滴 3μl，直到滴定完毕为止。反应的温度为 25℃。

5.2.2 CNA 与 isogarcinol 相互作用的荧光发射光谱测定

CNA 的浓度固定在 2μM，然后配制一系列浓度的 isogarcinol（DMSO 配成较大浓度，Buffer 稀释备用）。将 2μM CNA 和一系列浓度的 isogarcinol 混合，总反应体系为 1ml，在室温孵育 5min，以对应 isogarcinol 为参照测试蛋白样品的荧光光谱。测试条件为：激发波长 295nm；狭缝宽度 5nm；扫描范围 305～450nm；测试温度 25℃；扫描速度 1nm/s；步长 5nm。测试结束后导出数据进行处理。

5.2.3 Isogarcinol 的紫外吸收光谱扫描

Isogarcinol 溶于 DMSO 用 buffer A 稀释成合适浓度，在 Cintra-10e UV-Vis spectrometer（GBC，Austria）进行扫描，扫描范围从 200～450nm。

5.2.4 非辐射能量转移试验

研究对 W134、W232、W342、W352（分别代表只保留 134 位、232 位、342 位以及 352 位色氨酸残基的 CNA 突变体）进行了表达纯化，蛋白纯度达到非辐射能量转移试验的要求（纯化结果见 2.2.3）。

物质的荧光量子产率 Φ 与其所处环境有关，W134、W232、W342 和 W352 中色氨酸的荧光量子产率 Φ 参考文献报道方法[5]测得。分别检测在色氨酸 W134、W232、W342 和 W352 在相同条件下（2μM）的积分荧光强度，再检测色氨酸 W134、W232、W342 和 W352 在 295nM 处的吸光度，根据公式 5-1，可求得各蛋白的荧光量子产率 Φ。

$$Yu = Ys \ (Fu/Au) \ (As/Fs) \tag{式 5-1}$$

式中，Yu、Ys 分别为待测物质和参比物质的荧光量子产率；Fu、Fs 分别为待测物质和参比物质的积分荧光强度；Au、As 分别为待测物质和参比物质在该激发波长下的吸光度（即 295nM 处的吸光度）。

W134、W232、W342 和 W352 蛋白的浓度固定在 2μM，isogarcinol 与蛋白的比为 1:1 条件下，检测荧光光谱。在测得 isogarcinol 距离各个色氨酸距离后，在 CN 晶体结构中（PDB entry 1AUI）分别以这 4 个距离为半径画圈，其共有的交叉部分被视为可能的药物结合区域。

5.2.5 CNA 与 isogarcinol 相互作用的圆二色谱测定

Isogarcinol 用 DMSO 溶解，用 Buffer A 稀释成合适的浓度备用。CNA 的浓度固定为 2μM，分别测量 CNA 与 isogarcinol 的比例为 0∶1、0.5∶1 和 1∶1 条件下远紫外 CD 光谱。总检测体系中，DMSO 的最高含量为 0.2‰。试验过程中光源系统有氮气保护，样品池的光径为 0.1cm。扫描速度为 200nm/min，扫描波长范围为 200~250nm；测量数值为 3 次测量取其平均。得到 CD 光谱，并用该仪器附带的杨氏法软件[6]计算出对应 CNA 二级结构单元的相对含量。

5.3 试验结果

5.3.1 等温滴定量热法测定 isogarcinol 与含 CNA 和 CNB 的重组钙调蛋白磷酸酶（BA）相互作用

在对照组试验中，含 0.2% DMSO Buffer 对 0.2% DMSO Buffer 滴定过程中，没有热量的产生。因此，0.2% DMSO 不会对滴定试验产生影响。BA 滴定 isogarcinol 的结果如图 5.1 所示。图 5.1 上图是记录得到的 25℃时，isogarcinol 与 BA 结合的 ITC 曲线。其中，峰底与峰尖之间的峰面积为每次注射时释放的总热量。图 5.1 下图是以产生的总热量为纵坐标，以加入反应池中的两反应物之摩尔比为横坐标作图，可得整个 isogarcinol 与 BA 结合反应过程的结合等温曲线。由图 5.1 可见，isogarcinol 与 BA 的结合反应是放热反应，随着 isogarcinol 的加入，结合趋于饱知，滴定曲线逐渐减小。滴定反应结果后，拟合滴定曲线求得：$K = 5.62 \times 10^6 \pm 2.20 \times 10^6$ M^{-1}，结合焓 $\Delta H = -3.182 \times 10^4 \pm 2$ 192cal/mol，熵值 $\Delta S = -75.8$cal/mol/deg。结合模式为一个结合位点（图 5.1）。结合常数 $Ka = 1/K$，isogarcinol 与 BA 相互结合的结合常数为 1.79×10^5。根据吉布斯自由能变 $\Delta G = -RT\ln K = \Delta H - T\Delta S$，得 $\Delta G = -9$ 231.6±2 192 小于 0，isogarcinol 与 BA 的结合反应是放热反应，且以不可逆方式自发进行。

5.3.2 CNA 与 iosgarcinol 作用的荧光发射光谱测定

在猝灭荧光部分试验中，高浓度的 isogarcinol 溶于 DMSO 然后用 Buffer A 稀释，DMSO 的最高浓度为 0.8%，isogarcinol 最高浓度为 80μM。为了排除 0.8% DMSO 和 isogarcinol 本身的荧光对试验的影响，对 0.8% DMSO、80μM isogarcinol 和 CNA 的荧光强度进行了比较。试验结果表明，0.8% DMSO 和 isogarcinol 只是轻微地增加了 CNA 的荧光强度并改变其荧光光谱状（图 5.2）。

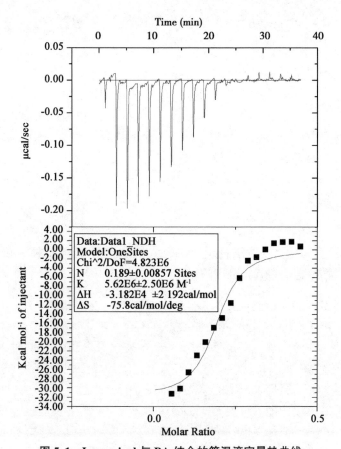

图 5.1 Isogarcinol 与 BA 结合的等温滴定量热曲线

Fig. 5.1 ITC profiles for the binding of isogarcinol to BA

因此，DMSO 和 isogarcinol 不会干扰对 isogarcinol 与 CNA 相互作用的研究。

随着 isogarcinol 浓度的逐渐增加，CNA 的荧光强度逐渐发生猝灭（图 5.3）。根据 Stern-Volmer 方程，$F0/F = 1 + Ksv [Q] = 1 + Kq\tau0 [Q]$，其中，$\tau0 = 1.0 \times 10^{-8}$ s，对得到的数据进行处理，用 Origin8.5 进行线性回归得，$Y = 0.915\ 94 + 27\ 944.435X$，$R = 0.991\ 19$。Isogarcinol 和 CNA 双分子猝灭过程速率常数 Kq 为 $2.79 (\pm 0.10) \times 10^{12} M^{-1}S^{-1}$（$n = 3$，relative coefficient $R = 0.99$），大于 $2 \times 10^{10} M^{-1}S^{-1}$（图 5.4）。因此推断，isogarcinol 引起 CNA 荧光猝灭的方式为静态猝灭，isogarcinol 和 CNA 之间可能形成不发光的复合物降低了 CNA 的浓度，并且与 CNA 在吸收光能量方面形成竞争，造成荧光强度的降低。

为进一步研究 isogarcinol 与 CNA 的结合常数和结合位点数，根据 Stern-Volmer 方程，推导出的公式：$\lg [(F0-F) /F] = n \cdot \lg [Q] + \lg Ka$，对得到

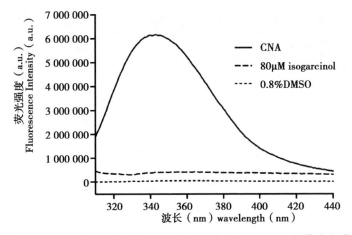

图 5.2 2μM CNA，80μM isogarcinol 和含 0.8%DMSO 的荧光光谱

Fig. 5.2 Fluorescence spectra of CNA（2μM），isogarcinol（80μM）and Tris−HCl（pH7.4）with 0.8% DMSO（λex=295nm）

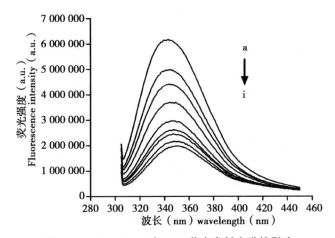

图 5.3 Isogarcinol 对 CNA 荧光发射光谱的影响

Fig. 5.3 CNA fluorescence emission in the presence of isogarcinol

CNA 的浓度固定为 2μM；a～i：Isogarcinol 的浓度分别为 0、10μM、20μM、30μM、40μM、50μM、60μM、70μM、80μM

CNA：2μM；a~i：Isogarcinol 0、10μM、20μM、30μM、40μM、50μM、60μM、70μM、80μM

的数据进行处理，用 Origin8.5 进行线性回归得：$Y=4.779+1.085X$，$R=0.985$ 14。根据回归直线方程，可知：$\lg Ka=4.779$，得结合常数 $Ka=6.01×10^{4}$，$n=1.09$（图 5.5）。这说明 isogarcinol 与 CNA 之间结合方式是一个结合位点结合，而且结合强度很高。

总之，isogarcinol 在体外能 1∶1 与 CNA 结合，并可能通过相互结合，进而影响 CN 的活性。

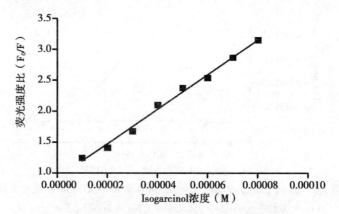

图 5.4 根据 Stern−Volmer 方程得到的回归直线

Fig. 5.4 Stern−Volmer plots for CNA−isogarcinol system

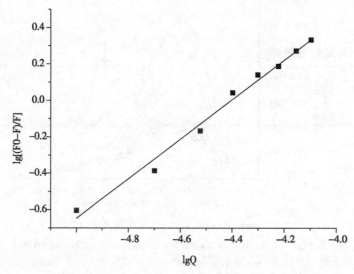

图 5.5 lg［（F0−F）／F］versus lg［Q］拟合

Fig. 5.5 Plots of lg［（F0−F）／F］versus lg［Q］for the CNA−isogarcinol system

5.3.3 非辐射能量转移法探究 isogarcinol 在 CNA 上的结合部位

CNA 荧光发射光谱与 isogarcinol 的紫外吸收光谱有能量重叠（图 5.6），因此它们之间发生能量转移是可行的。在本试验条件下，测得 4 个色氨酸突变体（W132、W232、W342、W352）的荧光量子产率 Φ 如表 5.3 所示。根据试验结果计算得到 isogarcinol 跟各个色氨酸残基的距离如表 5.3 所示。

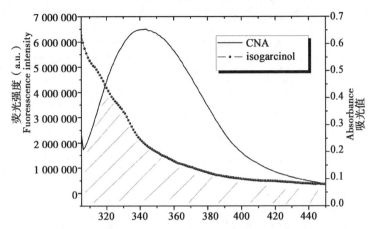

图 5.6　CNA 荧光发射光谱与 isogarcinol 的紫外吸收光谱重叠部分

Fig. 5. 6　Overlapping between CN A fluorescence emission spectra and UV absorption spectra of isogarcinol

表 5.3　色氨酸突变体的荧光量子产率及药物到各个突变体的距离

色氨酸突变体	荧光量子产率 Φ	isogarcinol 距 Trp 距离（nm）
W134	0.069 84	1.75（±0.04）
W232	0.128 18	2.00（±0.25）
W342	0.107 90	2.69（±0.55）
W352	0.101 90	2.31（±0.02）

根据以上距离，画出 isogarcinol 在 CN 晶体结构上可能的结合位置，结果分别见彩插图 5.1。

5.3.4　Docking 模拟 isogarcinol 在 CNA 上的结合位置

Docking 对接试验得到 isogarcinol 与 CNA 结合能量最低的 35 个结果（表 5.3），按照 RMSD 值可将这 35 个结果分为 5 个组（Rank）。根据能量转移试验结果以及结合能量高低等因素，确定了 3 个结合位置，分别为 Rank1、Rank2、Rank3。从中挑选出 Rank1Run5（site1），Rank2Run26（site2），Rank3Run11（site3）作图（彩插图 5.1）。图中 Site 1 为 Rank1Run5，结合自由能为 -9.66kcal/mol，相关的氨基酸有 ASP313、LEU312、ARG122、

TRP342、PRO340；Site 2 为 Rank2Run26，结合自由能为 -9.57 kcal/mol，相关的氨基酸有 PRO24、MET51、PHE96、HIS339；Site 3 为 Rank3Run11，结合自由能为 -9.10 kcal/mol，相关的氨基酸有 SER26、PHE23、TYR341、LYS169、LYS52。site1、site2 和 site3 都靠近催化中心，都存在着氢键作用。

表 5.4　Isogarcinol 与 CNA 对接结果

组 （Rank）	运行 （Run）	结合自由 （Binding Energy）	集群 （Cluster RMSD）	组 （Rank）	动行 （Run）	结合自由 （Binding Energy）	集群 （Cluster RMSD）
1	9	-9.90	0.00	2	13	-8.87	3.37
1	5	-9.66	0.66	2	16	-8.84	3.44
1	35	-9.57	0.83	3	11	-9.10	0.00
1	20	-9.44	0.87	3	7	-8.64	3.36
1	24	-9.36	0.99	3	1	-8.61	3.34
1	18	-9.26	1.03	3	30	-8.45	3.00
1	33	-8.26	2.43	3	22	-8.36	2.99
1	23	-8.16	2.45	3	27	-8.35	3.01
1	32	-8.03	2.30	3	19	-8.35	3.42
2	26	-9.57	0.00	3	6	-8.31	3.01
2	17	-9.55	5.18	3	4	-8.30	3.01
2	31	-9.54	0.58	3	3	-8.05	1.11
2	25	-9.47	5.22	3	28	-7.70	4.01
2	10	-9.32	5.70	3	29	-7.42	5.19
2	2	-9.15	3.45	4	8	-8.88	0.00
2	12	-9.10	3.44	5	14	-6.96	0.00
2	21	-9.07	3.46	5	15	-6.48	0.70
2	34	-8.89	3.42				

5.3.5　CNA 与 isogarcinol 作用的圆二色谱测定

圆二色谱图中，在 208nm 和 223nm 左右处表现出两个负的吸收峰，这是典型的 α-螺旋结构蛋白质的 CD 光谱特征。当 isogarcinol 与 CNA 的比值从 0：1 到 0.5：1，isogarcinol 对 CNA 的二构结构影响很小，圆二色谱图部分有重叠；isogarcinol 与 CNA 的比值从 0：1 到 1：1，CNA 在 208nm 和 223nm 左右处两个负吸收峰的强度均减小，但形状和肩峰的位置都未发生明显改变（彩插

图 5.2）。这表明 isogarcinol 只是使 CNA 中 α-螺旋的含量降低，通过 CD 谱仪二级结构分析软件计算，随着 isogarcinol 与 CNA 的比值从 0：1 到 1：1，α-螺旋的含量从 34.7% 下降到 31.2%，β-折叠的含量从 13.2% 上升到 18.2%（表5.5）。以上结果表明，isogarcinol 能诱导 CNA 二级结构发生微小的改变。

表 5.5　**Isogarcinol 与 CNA 相互作用前后 CNA 二级结构变化**

摩尔比 Molar ratio isogarcinol	α-螺旋 α-Helix（%）	β 折叠 β-sheet（%）	β-转角 β-Turn（%）	无规则卷曲 Random（%）
0：1	34.7	13.2	21.2	30.9
0.5：1	33.3	15.4	20.2	31.1
1：1	31.2	18.2	19.2	31.4

5.4　分析与讨论

等温滴定量热法（Isothermal Titration Calorimetry，ITC）是近年来发展起来的一种研究生物热力学与生物动力学的重要结构生物学方法，它提供了蛋白质与药物小分子结合反应相关的能量过程的定量特征[1]。本研究利用 ITC 测定 isogarcinol 与 BA 相互作用，$K = 5.62×10^6 ±2.20×10^6$ M^{-1}，结合焓 $\Delta H = -3.182×10^4 ±2\,192$cal/mol，熵值 $\Delta S = -75.8$cal/mol/deg，$\Delta G = -9\,231.6±2\,192$，结合常数为 $1.79×10^5$，结合模式为一个结合位点。焓变（$-3.182×10^4 ±2\,192$cal/mol）的绝对值大于 $T\Delta S$ 的绝对值，且熵减，因此，该反应是放热反应，主要由焓变驱动，通过焓变补充熵减。小分子与蛋白相互作用力包括氢键、范德华力、静电引力和疏水作用力等。根据反应前后的熵变 ΔS 和焓变 ΔH 的相对大小，以判断蛋白质与小分子之间的主要作用力类型。当 $\Delta G<0$，$\Delta H>0$，$\Delta S>0$ 时，主要作用力为疏水作用力；当 $\Delta G<0$，$\Delta H<0$，$\Delta S>0$ 时，主要作用力为静电作用力；当 $\Delta G<0$，$\Delta H<0$，$\Delta S<0$ 时，主要作用力为氢键或范德华力[7]。该 isogarcinol 与 BA 相互作用的 ITC 结果为结合焓 $\Delta H = -3.182×10^4 ±2\,192$cal/mol<0，熵值 $\Delta S = -75.8$cal/mol/deg < 0，$\Delta G = -9\,231.6±2\,192< 0$，因此它们相互作用力为氢键或范德华力。在 Docking 模拟 isogarcinol 在钙调蛋白磷酸酶晶体结构上可能的结合位置的图中，发现在 site1、site2 和 site3 中，都存在着氢键作用力。

荧光猝灭是指由于荧光物质分子与溶剂分子或其他溶质分子的相互作用引起的荧光强度降低的物理或者化学过程。对蛋白质的荧光猝灭过程进行研究，可以得到小分子与蛋白质作用的结合常数、作用区域及位置信息。Isogarcinol 和 CNA 相互作用的荧光发射光谱结果显示，isogarcinol 引起 CNA 荧光猝灭的方式为静态猝灭，isogarcinol 和 CNA 之间可能形成不发光的复合物降低了 CNA 的浓度，并且与 CNA 在吸收光能量方面形成竞争，造成荧光强度的降低。Isogarcinol 与 CNA 在体外能 1∶1 结合，结合常数 $Ka = 6.01×10^4$。

根据 ITC 测得 isogarcinol 与 BA 相互结合的结合常数（$1.79×10^5$）与根据荧光发射光谱测得 isogarcinol 与 CNA 相互结合的结合常数（$6.01×10^4$）基本相同，这说明 isogarcinol 能在体外直接与钙调蛋白磷酸酶结合，这有别于经典的钙调蛋白磷酸酶抑制剂（CsA 和 FK506），CsA 和 FK506 与其各自的胞内受体 Cyclophilin 和 FKBP 结合成复合物后与 CN 结合[8]。

据 Förster 非辐射能量转移理论，当供体的荧光发射光谱与受体的吸收光谱有足够的重叠，且供体与受体之间的最大距离不超过 7nm 时，将会发射非辐射能量转移，导致供体荧光猝灭，从而能够计算在药物与蛋白质上的荧光团之间的距离[3]。CNA 荧光发射光谱与 isogarcinol 的紫外吸收光谱有能量重叠，因此它们之间发生能量转移是可行的。

根据能量转移试验结果，计算得到 isogaricnol 与钙调蛋白磷酸酶 A 亚基 4 个色氨酸的距离，以 4 个距离为依据在 CNA 晶体结构上画图，结果显示 isogaricnol 的结合位置均位于催化区。通过与 Docking 对接得到的前 35 个结果比对，确定了 isogarcinol 与 CNA 的主要结合区，可能的 3 个结合位置都靠近催化中心。

圆二色光谱对手性分子的结构十分敏感，可反映出含手性非对称分子内部结构的一些信息，是测定蛋白质构象及其变化较为有效的方法。圆二色谱结果显示，isogarcinol 对 CNA 二级结构影响不大，因此，isogarcinol 抑制 CN 活性可能是通过影响其高级结构。

总之，isogarcinol 和钙调蛋白磷酸酶能直接在体外以 1∶1 结合，相互结合的过程是焓值驱动的放热反应，相互作用力为氢键或范德华力。Isogarcinol 对钙调蛋白磷酸酶二级结构影响不大。

5.5　试验小结

（1）ITC 结果显示，isogarcinol 与钙调蛋白磷酸酶相互作用的方式是一个位点结合，结合常数为 $1.79×10^5$，相互作用的过程是焓值驱动的放热反应，相互作用力为氢键或范德华力。

（2）荧光发射光谱测定结果显示，isogarcinol 引起 CNA 荧光猝灭的方式为静态猝灭，isogarcinol 与 CNA 在体外能也是以 1∶1 结合，结合常数 $Ka=6.01×10^4$。

（3）非辐射能量转移和 Docking 模拟确定了 isogarcinol 与 CNA 的主要结合区，可能的 3 个结合位置都靠近催化中心。

（4）Isogarcinol 对 CNA 二级结构影响不大。

参考文献

［1］　Vuignier K，Schappler J，Veuthey J L，et al. Drug-protein binding：a critical review of analytical tools ［J］. Analytical and bioanalytical chemistry，2010，398（1）：53-66.

［2］　Eftink M R，Ghiron C A. Fluorescence quenching studies with proteins ［J］. Analytical biochemistry，1981，114（2）：199.

［3］　Cui F L，Fan J，Li J P，et al. Interactions between 1-benzoyl-4-p-chlorophenyl thiosemicarbazide and serum albumin：investigation by fluorescence spectroscopy ［J］. Bioorganic & medicinal chemistry，2004，12（1）：151-157.

［4］　Matei I，Ionescu S，Hillebrand M. Kaempferol-human serum albumin interaction：characterization of the induced chirality upon binding by experimental circular dichroism and TDDFT calculations ［J］. Spectro-chimica Acta Part A：Molecular and Biomolecular Spectroscopy，2012，96（1）：709-715.

［5］　张玉平，魏永巨，李娜，等. 人血清白蛋白和牛血清白蛋白荧光量子产率的测量 ［J］. 分析化学，2004，32（6）：779-782.

［6］　Chen Y H，Yang J T. A new approach to the calculation of secondary structures of globular proteins by optical rotatory dispersion and circular dichroism ［J］. Biochemical and biophysical research communications，1971，44（6）：1 285-1 291.

［7］　Ross P D，Subramanian S. Thermodynamics of protein association reactions：forces contributing to stability ［J］. Biochemistry，1981，20（11）：3 096-3 102.

［8］　Ho S，Clipstone N，Timmermann L，et al. The mechanism of action of cyclosporin A and FK506 ［J］. Clinical immunology and immunopathology，1996，80（3）：S40-S45.

6　Isogarcinol 的细胞药理学研究

在前面章节的研究中发现，isogarcinol 能在体外与钙调蛋白磷酸酶直接结合，并能显著地抑制钙调蛋白磷酸酶的活性，揭示了 isogarcinol 有望作为一种新颖的免疫抑制剂，用于器官移植排斥和自身免疫性疾病的治疗。为了进一步了解 isogarcinol 作为新免疫抑制剂在细胞水平上的毒性及药效，从 isogarcinol 对细胞存活率、con A 诱导脾细胞增殖和单向混合淋巴细胞反应的影响 3 个方面进行了研究。

药物小分子对细胞存活率的影响试验，是检验药物小分子毒性的一项重要指标，它能提供药物小分子在细胞水平上的毒性情况，排除其他细胞试验过程中药物毒性对试验结果的影响，为药物小分子的动物试验提供参考。

免疫应答是指机体受抗原刺激后，体内特异性淋巴细胞识别抗原、产生应答并将抗原破坏和或者清除的全过程。在体内免疫应答反应中，淋巴细胞的一个重要特征是受抗原或有丝分裂原刺激后的母细胞化和增殖，因此，淋巴细胞增殖试验就是评价药物免疫功能的重要指标，能抑制淋巴细胞活化和增殖的药物在有效地控制对机体有害的免疫应答方面具有积极作用[1]。

混和淋巴细胞反应是指将两个无关个体、功能正常的淋巴细胞混合培养出现的 T 细胞增殖反应。如果一种用放射线照射或者用丝裂霉素 C 处理，使其细胞丧失分裂的能力再进行混合淋巴细胞的培养，这种试验叫做单向混合淋巴反应。单向混合淋巴细胞反应是了解 T 细胞识别同种异型抗原的细胞和分子基础的简单、方便而非常有价值的体外模型。常用于估计受者体内 T 细胞介导的移植排斥反应、评价个体的免疫功能和筛选新的免疫调节药物等[2,3]。

本章研究 isogarcinol 对细胞存活率、Con A 诱导脾细胞增殖试验和单向混合淋巴细胞反应的影响，了解 isogarcinol 的免疫调节活性及功能，为进一步开发利用提供一定的理论基础和试验依据。

6.1 试验仪器与材料

6.1.1 试验仪器（表6.1）

表 6.1 试验仪器

试验仪器	供应商
光学显微镜 XSY1	重庆光学仪器厂
酶标仪 Model550	Bio-RAD
CO_2 培养箱	Heraeus
超净台	哈东联
离心机	Sigma

6.1.2 试验材料与试剂（表6.2）

表 6.2 试验材料与试剂

试验材料与试剂	供应商
RPMI1640 培养基	macgene
胎牛血清 FBS	杭州四季青生物工程材料有限公司
CCK-8	日本同仁化学研究所
刀豆蛋白 A（Con A）	Sigma
丝裂霉素 C	Roche
红细胞裂解液	macgene
Balb/c 小鼠	雄性 6~8 周龄
C57BL 小鼠	雄性 6~8 周龄

6.2 试验方法

6.2.1 药品的准备

Isogarcinol 溶于 DMSO，用 RPMI1640 培养基稀释成合适的浓度备用。Con A 用 RPMI1640 培养基配制为 1mg/ml 的母液，使用时都稀释为 5μg/ml。丝裂霉素 C 用 RPMI1640 配制成 0.5mg/ml。

6.2.2 细胞的准备

Balb/c 小鼠摘眼球放血, 处死
75%浸泡消毒
↓
超净台内解剖、取脾
↓
于 200 目筛网中研磨过筛, 小平皿收集
↓
移至离心管中, 800rpm 离心 4min
弃去上清
加入 5ml 红细胞裂解液, 吹打均匀
静置 3~4min
1 000rpm 离心 5min, 弃上清, 少量 1640 洗涤 2~3 遍
↓
加入 2ml RPMI1640, 吹打均匀, 计数, 调整细胞密度
(含 20%FBS)
注: 以上方法参考 Li J 等[4]报道试验方法进行。

6.2.3 Isogarcinol 对小鼠脾细胞的毒性作用

将 Balb/c 小鼠摘眼球放血断颈处死后取脾, 用 RPMI1640 培养液制成细胞悬液 (密度为 1.5×10^7个/ml), 然后将 100μl 细胞悬液、100μl 的各浓度的药物加入 96 孔板; 对照组加 100μl 含 15%血清和 0.1% DMSO 的培养液, 于 37℃, 5% 二氧化碳条件下培养 68h。Isogarcinol 的终浓度分别为 0.83μM、4.15μM、8.31μM、12.46μM、20.76μM 和 41.53μM, CsA 的终浓度分别为 1μM、5μM、10μM、15μM、20μM、30μM 和 40μM, DMSO 的终浓度最高为 0.1%。等培养结束时, 每孔加入 20μl CCK-8, 继续放入培养箱中孵育。4h 后, 酶标仪读取 OD450。

脾细胞存活率=OD 试验组/ OD 对照组×100%

6.2.4 小鼠体外脾细胞转化试验

Balb/c 小鼠摘眼球放血断颈处死后取脾, 用 RPMI1640 培养液制成细胞悬液, 然后将 90μl 细胞悬液 (密度为 5×10^6个/ml)、100μl 的各浓度的药物和

10μl 的 Con A 加入 96 孔板；对照组加 100μl 含 15%血清和 0.1% DMSO 的培养液，于 37℃，5%二氧化碳条件下培养 20h、44h 和 68h。Isogarcinol 的终浓度分别为 0.83μM、4.15μM、8.31μM、12.46μM 和 20.76μM，DMSO 的终浓度最高为 0.1%。等培养结束时，每孔加入 20μl CCK-8，继续放入培养箱中孵育。4h 后，酶标仪读取 OD450。

脾细胞生长抑制率 = （OD 对照组−OD 试验组）／ OD 对照组×100%

6.2.5 Isogarcinol 对单向混合淋巴细胞反应 （MLR） 的影响

Balb/c 小鼠摘眼球放血断颈处死后取脾，用 RPMI1640 培养液制成细胞悬液 （密度为 1 × 10^{7}个/ml）。其中，近交系 C57BL 小鼠脾细胞经丝裂霉 C （50mg/ml） 处理，作为反应细胞，近交系 Balb/c 小鼠脾细胞作为刺激细胞，两种细胞悬液等体积混合，然后于 96 孔培养板中加入 100μl 混合细胞悬液，药物溶液 10μl，对照组加 100μl 含 15%血清和 0.1% DMSO 的培养液，并设两种细胞的单独培养作为对照。Isogarcinol 的终浓度分别为 0.83μM、4.15μM、8.31μM、12.46μM 和 20.76μM，DMSO 的终浓度最高为 0.1%。于 37℃，5%二氧化碳条件下培养 44、68h 和 92h。等培养结束时，每孔加入 20μl CCK-8，继续放入培养箱中孵育。4h 后，酶标仪读取 OD450。

6.3 试验结果

6.3.1 Isogarcinol 对小鼠脾细胞的毒性作用

Isogarcinol 在高浓度时对正常小鼠的淋巴细胞有一定的毒性，在 20.76μM 的浓度以下对淋巴细胞的毒性就很弱，而 CsA 在同浓度范围内严重影响淋巴细胞的存活率，具有很强的细胞毒性 （图 6.1），所以 isogarcinol 一定浓度范围内对淋巴细胞的毒性很低。

6.3.2 Isogarcinol 对 Con A 诱导小鼠 T 淋巴细胞增殖的抑制作用

在增殖试验中，加 Con A 诱导 24h、48h 和 72h 的 T 细胞增殖分别是未加 Con A 诱导的 3.49±0.22 倍、5.57±1.09 倍和 8.93±0.92 倍。Isogarcinol 处理 24h、48h 和 72h 对 Con A 诱导的 T 细胞增殖的半抑制浓度分别为 30.25μM、15.00μM 和 12.14μM （图 6.2）。因此，Isogarcinol 对 Con A 诱导的 T 细胞增殖能起到明显的抑制作用，且抑制作用与剂量、时间有依赖性关系，即剂量越高，时间越长，抑制作用越明显。

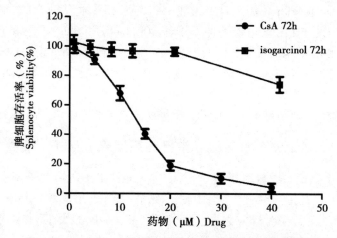

图 6.1　Isogarcinol 和 CsA 在体外对脾细胞存活率的影响

Fig. 6.1　Effect of isogarcinol on mouse splenocytes *in vitro*

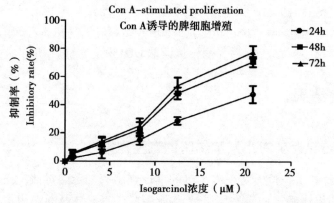

图 6.2　不同浓度的 isogarcinol 对 Con A 诱导的脾细胞增殖的影响

Fig. 6.2　Effect of isogarcinol at different concentrations on Con A-induced lymphocyte proliferation, assessed by CCK-8 assay for 24, 48 and 72h

6.3.3　Isogarcinol 对单向混合淋巴细胞反应（MLR）的抑制作用

Isogarcinol 处理 24h、48h 和 72h 对单向混合淋巴细胞反应（MLR）的半抑制浓度分别为 24.89μM、18.99μM 和 11.27μM（图 6.3）。因此，isogarcinol 能明显抑制单向混合淋巴细胞的增殖作用，且抑制作用与剂量、时间有依赖性关系，即剂量越高，时间越长，抑制作用越明显。

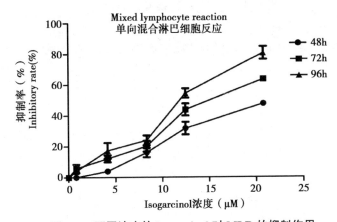

图 6.3 不同浓度的 isogarcinol 对 MLR 的抑制作用

Fig. 6.3 Effect of isogarcinol at different concentrations on MLR

6.4 分析与讨论

典型的免疫抑制剂环孢菌素 A（cyclosporin A）和 FK506 与其各自的胞内受体 Cyclophilin 和 FK506-binding-protein（FKBP）结合，从而抑制 CN 的脱磷酸化作用，阻断 NFAT 入核，影响下游细胞因子的表达，从而抑制 T 淋巴细胞的活化和增殖，实现免疫药理作用[5]。其主要不良反应为肾毒性、神经毒性、肝毒性，可能导致移植肾和正常肾出现长期衰竭，它还能加重高血压、高血脂，因此会引起心血管系统的病变，也会增加肥胖的风险[6]。本章研究发现，Isogarcinol 在 20.76μM 的浓度以下对淋巴细胞的毒性就很弱，而 CsA 在同浓度范围内严重影响淋巴细胞的存活率，具有很强的细胞毒性，因此，isogarcinol 在细胞水平上的毒性比 CsA 低许多。

在脾细胞增殖试验中，加 Con A 诱导 24h、48h 和 72h 的 T 细胞增殖分别是未加 Con A 诱导的 3.49 ± 0.22 倍、5.57 ± 1.09 倍和 8.93 ± 0.92 倍。Isogarcinol 处理 24h、48h 和 72h 对 Con A 诱导的 T 细胞增殖的半抑制浓度分别为 30.25μM、15.00μM 和 12.14μM。因此，Isogarcinol 对 Con A 诱导的 T 细胞增殖能起到明显的抑制作用，且抑制作用与剂量、时间有依赖性关系，即剂量越高，时间越长，抑制作用越明显。这说明 isogarcinol 可能在控制对机体有害的免疫应答方面具有积极作用。

移植排斥反应的核心是 T 细胞介导的特异性免疫应答，而 T 细胞活化是细胞免疫应答早期的重要变化，是移植排斥反应的中心环节。因此，选择性阻断

T 细胞的活化可以实现免疫耐受，提高移植物的存活率[7]。单向混合淋巴细胞反应是了解 T 细胞识别同种异型抗原的细胞和分子基础的简单、方便而非常有价值的体外模型。Isogarcinol 能明显抑制单向混合淋巴细胞的增殖作用，且抑制作用与剂量、时间有依赖性关系，即剂量越高，时间越长，抑制作用越明显。这表明 isogarcnol 有望应用于器官移植排斥。

刀豆蛋白（Con A）是一种有丝分裂原可以结合刺激细胞内 Ca^{2+} 释放，从而诱导 T 细胞快速地活化增殖。在脾细胞增殖试验中，用 T 细胞抗原 Con A 直接诱导，因此增殖效果比较好，抑制效果也明显。而在单向混合淋巴反应，诱导剂需要经过丝裂霉 C（50mg/ml）处理，再产生异型抗原，因些细胞增殖效果不是很明显，isogarcinol 的抑制作用也不是很明显。研究表明，在 T 细胞活化过程中，CN 发挥着重要的脱磷酸化作用，是 T 细胞活化过程中的一个关键的信号酶[8,9]。因此，isogarcinol 有可能通过抑制 CN 的活性来抑制 T 细胞的增殖，从而发挥其免疫活性。

综上所述，isogarcinol 在细胞水平上的毒性比 CsA 低许多，且能抑制 Con A 诱导的 T 细胞增殖和单向混合淋巴细胞反应，这表明 isogarcinol 在细胞水平上毒性低，且具有很显著的免疫抑制效果，有望作为一种新颖低毒的免疫抑制剂，用于器官移植排斥和自身免疫性疾病的治疗。

6.5 试验小结

（1）Isogarcinol 在细胞水平上的毒性比 CsA 低许多。

（2）Isogarcinol 对 Con A 诱导的 T 细胞增殖和单向混合淋巴细胞反应具有明显的抑制作用。

参考文献

[1] Liu J, Jr F J, Lane W S, et al. Calcineurin is a common target of cyclophilin–cyclosporin A and FKBP–FK506 complexes [J]. Cell, 1991, 66 (4): 807.

[2] Swanson S K, Born T, Zydowsky L D, et al. Cyclosporin–mediated inhibition of bovine calcineurin by cyclophilins A and B [J]. Proceedings of the National Academy of Sciences, 1992, 89: 3 741–3 745.

[3] Hong J C, Kahan B D. Immunosuppressive agents in organ transplanta-

tion: past, present, and future [J]. Seminars in Nephrology, 2000, 20 (2): 108−125.

[4] Rusnak F, Mertz P. Calcineurin: form and function [J]. Physiological Reviews, 2000, 80: 1 483.

[5] Prescott T A K, Veitch N C, Simmonds M S J. Direct inhibition of calcineurin by caffeoyl phenylethanoid glycosides from Teucrium chamaedrys and Nepeta cataria [J]. Journal of Ethnopharmacology, 2011, 137: 1 306−1 310.

[6] Ogasawara Y, Yoshida J, Shiono Y, et al. New eremophilane sesquiterpenoid compounds, eremoxylarins A and B directly inhibit calcineurin in a manner independent of immunophilin [J]. The Journal of antibiotics, 2008, 61: 496.

[7] Xiao D, Kuroyanagi M, Itani T, et al. Studies on constituents from Chamaecyparis pisifera and antibacterial activity of diterpenes [J]. Chemical & Pharmaceutical Bulletin, 2001, 33: 1 479−1 481.

[8] Fu Y, Zhou H, Wang S, et al. Glycyrol suppresses collagen−induced arthritis by regulating autoimmune and inflammatory responses [J]. Plos One, 2014, 9 (7): e98137.

[9] Liu J O. Endogenous protein inhibitors of calcineurin [J]. Biochemical & Biophysical Research Communications, 2003, 311: 1 103−1 109.

7 Isogarcinol 的动物药理学研究

众所周知，肝、肾等器官移植病人对外来组织、器官都存在异体排异反应，一般都需要终身服用免疫抑制药物[1]。而类风湿性关节炎、红斑狼疮等自身免疫性疾病也需要终身服药。钙调蛋白磷酸酶抑制剂 CsA 和 FK506 一直都是实质器官移植及多种自身免疫性疾病治疗的首选药物。但是，CsA 和 FK506 有肾毒性、肝毒性和神经毒性等副作用，影响它们的长期使用。因此，寻找高效、低毒、新颖的、口服钙调蛋白磷酸酶抑制剂具有重大的意义。在前面章节的研究中发现，isogarcinol 能在体外与钙调蛋白磷酸酶直接结合，抑制钙调蛋白磷酸酶的活性，并在细胞水平上具有显著的免疫抑制效果，有望作为一种新颖的免疫抑制剂，用于器官移植排斥和自身免疫性疾病的治疗。为了进一步了解 isogarcinol 作为新免疫抑制剂在动物水平上的毒性及药效，从 isogarcinol 的毒性试验及对同种异体皮肤移植小鼠和二硝基氟苯（DNFB）诱导迟发型模型超敏小鼠的影响进行了研究。

动物急性毒性试验（Acute toxicity test）是研究动物一次或 24h 内多次给予受试物，一定时间内所产生的毒性反应，分析毒性作用主要的毒性靶器官及其损害的可逆性，提供无毒性反应剂量及临床上主要的监测指标，为药物 I 期临床试验起始剂的选择提供参考。

传统的钙调蛋白磷酸酶抑制剂 CsA 和 FK506 具有肾毒性和肝毒性，为了更进一步了解 isogarcinol 是否具有这些副作用，本章设计了一个毒副作用试验，几次给大量药物后，观察动物体内主要的副反应生化指标变化。

受体和供体之间免疫活性分子主要组织相容性复合物（Major Histocompatibility Complex，MHC）的差异是导致移植物排斥的主要原因。在异体器官移植过程中，T-细胞在识别移植的异体抗原中起关键作用，它通过启动活化一系列效应反应，导致淋巴细胞局部浸润等炎症反应甚至移植器官的坏死[2]。皮肤因其抗原的典型性在所有移植组织中最难存活，是检测耐受最可靠的指标之一。小鼠皮肤移植模型是目前器官移植领域研究急性排斥反应最经典、同时也是最方便的模型。其手术操作相对简便，不需要特殊的试剂和仪器，试验条件可控性强，移植后移植物变化易于观察，却又能涉及整个组织相容性抗原系统的数百个位于各条染色体上的组织相容性基因，是一种比较容易的监测异体 T

细胞反应和评价免疫抑制剂的效率方法[3]。

迟发型超敏反应（delayed type hypersensitivity，DTH）又称 IV 型超敏反应，主要由 T 细胞介导的免疫损伤所致，病理学特征表现为以单个核细胞（单核细胞、淋巴细胞）浸润和细胞变性、坏死为特征的局部超敏反应性炎症[4]。其中的 T 细胞在移植物排斥、移植物抗宿主反应、自身免疫和肿瘤免疫等方面起着关键作用，是检测免疫功能的常用方法之一。小鼠迟发型超敏反应类似于人类发生的病理生理过程，是评价药物疗效较为理想的模型之一。

器官移植和自身免疫性疾病的治疗都需要长期用药，口服给药具有给药方式简便、不直接损伤皮肤或黏膜、方便安全、不良反应少等优点，因此，口服给药是首选的免疫抑制药物给药途径。本研究的目的是寻找新颖、低毒、高效的口服免疫抑制剂，因此，本章的所有动物试验都采用口服给药的方式。

7.1 试验仪器与材料

7.1.1 试验仪器（表7.1）

表 7.1 试验仪器

试验仪器	供应商
DL-CJ-2N 高性能无菌试验台	哈尔滨市东联技术开发有限公司
BP211D 精密电子天平	Sartorius
耳肿打耳器	上海嘉适科技有限公司

7.1.2 试验试剂（表7.2）

表 7.2 试验试剂

试验试剂	供应商
硫化钠	天津市津科精细化工研究所
2，4-二硝基氯苯（DNFB）	成都西亚试剂有限公司
花生油	山东鲁花集团
戊巴比妥钠	北京化学试剂公司

7.1.3 试验材料（表7.3）

表 7.3 试验材料

试验材料	供应商
6~8 周龄 Balb/c 小鼠	北京维通利华试验动物技术有限公司
6~8 周龄 C57BL 小鼠	北京维通利华试验动物技术有限公司
一次性无菌注射器	上海康寿医疗器械有限公司
肝素抗凝管	自制

7.2 试验方法

7.2.1 Isogarcinol 对小鼠的毒性试验

Isogarcinol 的急性毒性试验采用固定剂量法，该方法最初于 1984 年由英国毒理学会提出，不以死亡为观察终点，而是以明显的毒性体征为终点进行评价。首先用 500mg/kg 作为初始剂量进行预试，发生无毒性反应。进行正式试验，分 500mg/kg、2 000mg/kg 两组进行试验。每个剂量用 8 只动物，雌雄各半。Isogarcinol 溶于 DMSO 用花生油稀释，DMSO 的最高含量为 5%。口服给药后，密切观察小鼠皮肤、毛色、眼睛、呼吸、自主活动及中枢神经系统行为表现等，特别是死亡情况，连续观察 14d。

7.2.2 Isogarcinol 对小鼠的毒副作用试验

为了更进一步研究 isogarcinol 对动物的影响，随机将 Balb/c 小鼠分成 3 组（每组 8 只）：空白组、CsA 组和 isogarcinol 组。空白组小鼠每天口服 0.2ml 的含 2% DMSO 花生油，连续 4d；CsA 组小鼠第一天口服给药 CsA 500mg/kg，后 3d 给 CsA 100mg/kg；isogarcinol 组第 1d 口服给药 isogarcinol 500mg/kg，后 3d 给 isogarcinol 100mg/kg。CsA 和 isogarcinol 溶于 DMSO 用花生油稀释，DMSO 的最终含量为 2%。第 5d，取血，送至中国人民解放军第二炮兵总医院检测血液中谷丙转氨酶、谷草转氨酶、总胆红素、脲素氮和肌酐的水平。

7.2.3 Isogarcinol 在小鼠同种异体皮肤移植中的作用

小鼠皮肤移植试验 Blab/c 清洁级小鼠，适应性喂养 7d 后，用硫化钠在背部脱毛。2d 后，供鼠腹腔内注射戊巴比妥钠 50mg/kg 麻醉，于其躯干部以钳夹法取全层皮肤一块，制成约 1cm × 1cm 的皮片。受鼠 C57BL 用同样方法麻醉后，背部胸腹交界处，皮肤消毒，用眼科剪以钳夹法剪去全层皮肤一块，形成约 1cm×1cm 的创面。将供者皮片贴于受鼠创面处，缝合后术区以无菌敷料包扎，观察皮片存活情况。在皮肤移植手术结束 24h 后，连续给药，分为 isogarcinol（100mg/kg）、CsA 组（40mg/kg）和空白对照组（含 2% DMSO 的花生油）。CsA 和 isogarcinol 溶于 DMSO 用花生油稀释，DMSO 的最终含量为 2%。以移植皮片面积 80% 出现坏死、发黑或者发白的时间作为皮片排斥标准，记录皮片存活时间。

7.2.4 Isogarcinol 对 DNFB 诱导的迟发超敏反应（DTH）的影响

Blab/c 小鼠，随机分成 6 组：空白对照、模型组、CsA 组及 3 个浓度梯度的 isogarcinol 组。适应性喂养 3d，试验第 1d 于小鼠腹部刮毛约 2cm×2cm，第 2d 和第 3d 于刮毛部位涂质量浓度为 2% DNFB 丙酮溶液 50μl 致敏，第 2d 开始口服给药，空白对照和模型组每天给 0.2ml 含 2% DMSO 的花生油，连续给 6d；CsA 组每天给同样体积的花生油含 40mg/kg 的 CsA，连续给 6d；3 个浓度梯度的 isogarcinol 组每天给同样体积的花生油分别含 40mg/kg、70mg/kg 和 100mg/kg 的 isogarcinol，连续给 6d。CsA 和 isogarcinol 溶于 DMSO 用花生油稀释，DMSO 的最终含量为 2%。第 7d 用质量浓度为 2% DNFB 丙酮溶液 10μl 涂布于右耳进行攻击，左耳涂布丙酮溶液作为对照。第 8d 攻击 24h，给药 1h 后用打孔器打下两只耳朵，称重。计算耳肿胀度，即左耳片与右耳片的重量差。分别以 10g 小鼠的脾重（mg）和胸腺重（mg）作为脾指数和胸腺指数。

7.3 试验结果

7.3.1 Isogarcinol 对小鼠的急性毒性试验

口服给药后即刻观察，未见小鼠有中枢兴奋或抑制症状，未见肌张力改变或肌震颤症状，小白鼠活动自如，步态正常，大小便正常，毛色光泽，鼻、眼、口腔无异常分泌物，食欲正常，14d 内动物无一死亡。这说明 isogarcinol 无严重急性中毒的危险性，其在动物水平上的毒性低。

7.3.2 Isogarcinol 对小鼠的毒副作用试验

为了更进一步了解 isogarcinol 对动物的影响，对 3 组 Balb/c 小鼠

（control、CsA 和 isogarcinol）试验结果显示，CsA 组的生化指标与空白对照相比有显著差别，而 isogarcinol 组的生化指标与空白对照非常相似（图 7.1）。这说明 isogarcinol 在动物水平上的毒副作用小于 CsA。

7.3.3　Isogarcinol 在小鼠同种异体皮肤移植中的作用

术后 7d 拆包时，所有小鼠的移植皮片均呈现粉红，生长正常。第 8d，模型组大多数小鼠移植皮片逐渐皱缩、发硬、颜色变深，而 isogarcinol 组和 CsA 组大多数小鼠移植皮片保持良好，未出现排斥现象（彩插图 7.1）。

Balb/c 小鼠皮瓣存活时间用 Kaplan-Meier 生存曲线分析，isogarcinol 组移植皮瓣存活时间（10.66±1.50）d比模型组移植皮瓣存活时间（8.00±0.89）d（n=9）长；与阳性对照组 CsA 组移植皮瓣存活时间（11.14±1.57）d 相似。CsA 和 isogarcinol 与模型组相比，能延缓小鼠皮肤移植排斥反应，具有显著的免疫抑制。

7.3.4　Isogarcinol 对 DNFB 诱导的迟发超敏反应（DTH）的抑制

模型组的耳肿胀度明显高于空白对照组（$P<0.001$），说明 DNFB 诱导的小鼠迟发超敏反应（DTH）造模成功。与模型组相比，CsA 和 isogarcinol 都能有效地抑制 DNFB 诱发的小鼠耳肿胀（$P<0.05$）。随着 isogarcinol 的剂量提高，其抑制耳肿胀的效果越好。当 isogarcinol 为 100mg/kg 时的抑制效果与 CsA 40 mg/kg 效果相当（图 7.2A）。胸腺指数和脾指数的结果显示，胸腺指数的结果跟耳肿胀的结果相当（图 7.2B），而 isogarcinol 对脾指数的作用效果不明显（图 7.2C）。这说明 isogarcinol 对 DNFB 诱发的小鼠迟发超敏反应有一定的抑制作用。研究还发现，用 DNFB 致敏的小鼠出现毛卷曲、消瘦，而 isogarcinol 和 CsA 没有出现这现象。

7.4　分析与讨论

中草药是药物的一个天然宝库，在新药研究和开发中起到关键的作用。免疫抑制剂对临床治疗器官移植和自身免疫性疾病具有重要的作用。目前，免疫抑制剂环孢霉素 A（CSA）和他克莫司（FK506）被广泛用于器官移植。然而，两种药物具有类似的作用机制，有严重的副作用，特别是肾毒性、神经毒性、高血压和高脂血症[5]。因此，寻找新颖的、具有较低毒性和副作用较少的具有免疫抑制活性的化合物很重要。本研究中，在小鼠急性毒性试验中，即使口服高剂量组（2 000mg/kg）isogarcinol，14d 内动物无一死亡。这表明，

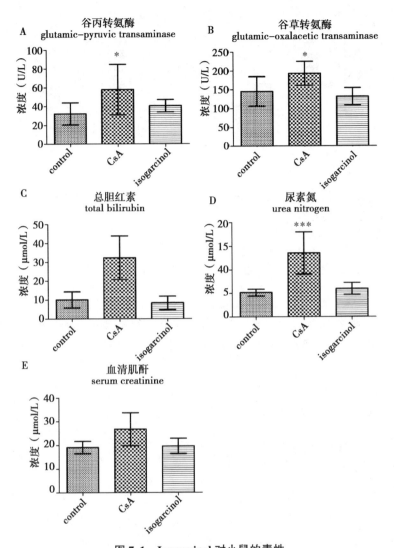

图 7.1 Isogarcinol 对小鼠的毒性

Fig. 7.1 Toxicity of isogarcinol in mice

检测 control、CsA 和 isogarcinol 3 组 Balb/c 小鼠血液中生化指标

A：血液中谷丙转氨酶的含量；B：血液中谷草转氨酶的含量；C：总胆红素的含量；D：尿素氮的含量；E：血清肌酐的含量

Blood levels of substances in Balb/cmice in control, CsA, and isogarcinol groups. n＝8 for each group

A：Glutamic - pyruvic transaminase blood level；B：Glutamic - oxalacetic transaminase blood level；C：Total bilirubin blood level；D：Urea nitrogen blood level；E：Serum creatinine level

isogarcinol 的半数致死剂量（LD50）大于 2 000mg/kg，isogarcinol 的 LD50 是二

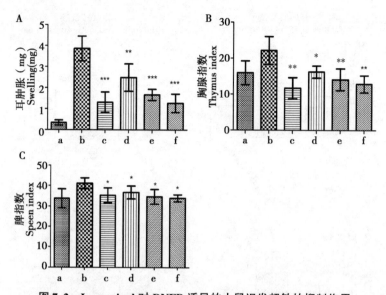

图 7.2　Isogarcinol 对 DNFB 诱导的小鼠迟发超敏的抑制作用

Fig. 7.2　Inhibition of DNFB−induced DTH in mice by isogarcinol

A：Isogarcinol 抑制 NFB 诱导的小鼠耳肿胀；B：胸腺指数；C：脾指数

a：空白对照；b：模型组；c：环孢菌素 A（40mg/kg）；d：isogarcinol（40mg/kg）；e：isogarcinol（70mg/kg）；f：isogarcinol（100mg/kg）

A. Inhibitory effects of isogarcinol on DNFB − induced ear swelling in mice；B：Thymus index；C：Spleen index

a：control；b：model；c：CsA（40mg/kg）；d：isogarcinol（40mg/kg）；e：isogarcinol（70mg/kg）；f：isogarcinol（100mg/kg）

*P<0.05，** P<0.01 and *** P<0.001

硝基氟苯（DNFB）诱导的 DTH 中 sogarcinol 的有效剂量（40mg/kg）的 50 倍以上。由于 isogarcinol 的溶解度问题，本书并没有对 isogarcinol 大于 2 000mg/kg 剂量急性毒性进行研究。这些试验结果表明，isogarcinol 在动物水平上的毒性很低。

传统的钙调磷酸酶抑制剂环孢素 A 具有肝毒性，大多数患者口服大剂量环孢素 A 会导致总胆红素和转氨酶水平增加[6,7]。本研究发现，小鼠口服大剂量的环孢素 A 会导致总胆红素、谷丙转氨酶和谷草转氨酶含量提高，而这种现象在口服大剂量的 isogarcinol 小鼠中不出现。考虑到 CsA 具有严重的肾毒性[5]，研究还检测了血清中尿素氮和肌酐的含量，在口服 CsA 组小鼠中尿素氮和肌酐的含量都比口服 isogarcinol 组的高。所有的结果表明，isogarcinol 在动物水平上具有低副作用。试验中还发现，isogarcinol 可以缓解 DNFB 诱导的

DTH 中，小鼠皮毛皱裂、消瘦的现象。因此，isogarcinol 在动物水平的毒性比 CsA 低许多。

异体器官移植都会有急性或慢性排斥反应的风险。在异体器官移植过程中，T 细胞对识别移植的异体抗原起关键作用，它通过启动活化一系列效应反应，导致淋巴细胞局部浸润等炎症反应，甚至移植器官的坏死[2]。皮肤移植模型是一种快速又容易的监测异体 T 细胞反应和评价免疫抑制剂效率的最重要的方法[3]。

口服 isogarcinol 显著延长同种异体小鼠皮肤移植皮片的存活时间，这说明 isogarcinol 可能通过抑制 T 细胞来实现在体内免疫抑制活性。因此，isogarcinol 有望作为新颖的口服免疫抑制剂用于防止器官功能衰竭与其他器官移植。

DNFB 诱导的 DTH 反应是 Th1 细胞介导的病理反应，它与 T 细胞的活化和许多细胞因子的产生有关[4]。DNFB 是一种半抗原，将其稀释液涂抹于腹壁皮肤后，与皮肤蛋白结合成完全抗原，诱导产生特异性的致敏淋巴细胞。5d 后再将其涂抹于耳部皮肤时，致敏 T 细胞再次与抗原物质相遇可直接杀伤靶细胞，产生多种淋巴因子，引起炎症反应，从而使耳廓局部表现为肿胀[8]。一般在再次致敏 24h 后达到高峰，故于此时测定其耳肿胀度作为检测特异性细胞免疫的指标。迟发超敏反应（DTH）能提供 T 细胞在复杂的整体状态下的反应，因此被作为一种简易和敏感的方法来评价整体动物的细胞免疫功能[9]。本章研究发现，口服 isogarcinol 能够显著地抑制 DNFB 诱导小鼠耳肿胀，而呈剂量依赖的方式。这说明 isogarcinol 具有显著的抗 IV 型变态反应作用，可能与抑制 T 淋巴细胞增殖成致敏淋巴有关，能抑制迟发超敏反应的产生，为其开发成为口服免疫抑制剂提供试验依据。

众所周知，肝、肾等器官移植病人对外来组织、器官都存在异体排异反应，一般都需要终身服用免疫抑制药物[1]。而类风湿性关节炎、红斑狼疮等自身免疫性疾病也需要终身服药。口服给药具有给药方式简便、不直接损伤皮肤或黏膜、方便安全、不良反应少等优点，因此，口服给药为首选的免疫抑制药物给药途径。本研究中，所有动物试验都采用口服给药的方式。结果显示，isogarcinol 在动物水平毒性很低，有望作为一种新型的口服免疫抑制剂，用于治疗器官移植排斥反应和自身免疫性疾病。

总之，研究表明，从药用植物提取的钙调磷酸酶抑制剂 isogarcinol 具低毒性和显著免疫抑制作用（可能是通过抑制 T 细胞发挥免疫功能）。本研究结果表明，isogarcinol 有望作为潜在的口服治疗器官移植排斥反应和自身免疫性疾病的药物。治疗器官移植排斥反应和自身免疫性疾病是临床上的难题。在过去的 10 年里，免疫抑制剂的发展显著地改善了器官移植在长期、短期愈后效果带来了急性排斥反应和缓解自身免疫性疾病[10]。随着进一步的化学合成与修饰，isogarcinol 有望在未来的免疫抑制中起到重大的作用。

7.5　试验小结

（1）Isogarcinol 在动物水平的副作用和毒性比 CsA 低许多。

（2）口服 isogarcinol 显著延长同种异体小鼠皮肤移植皮片的存活时间。

（3）口服 isogarcinol 能够显著地抑制 DNFB 诱导小鼠耳肿胀，而呈剂量依赖的方式。

参考文献

[1]　Lechler R I, Sykes M, Thomson A W, et al. Organ transplantation——How much of the promise has been realized? [J]. Nature medicine, 2005, 1 (6): 605-613.

[2]　Issa F, Schiopu A, Wood K J. Role of T cells in graft rejection and transplantation tolerance [J]. Expert review of clinical immunology, 2010, 6 (1): 155-169.

[3]　Li X, Hu Y, He L, et al. Icaritin inhibits T cell activation and prolongs skin allograft survival in mice [J]. International immunopharmacology, 2012, 13 (1): 1-7.

[4]　Kobayashi K, Kaneda K, Kasama T. Immunopathogenesis of delayed-type hypersensitivity [J]. Microscopy research and technique, 2001, 53 (4): 241-245.

[5]　Hong J C, Kahan B D: Immunosuppressive agents in organ transplantation: past, present, and future. Seminars in Nephrology, 2000, 20 (2): 108-125.

[6]　Bennett W M, Norman D J. Action and toxicity of cyclosporine [J]. Annual review of medicine, 1986, 37 (1): 215-224.

[7]　Thomson A, Whiting P, Simpson J. Cyclosporine: immunology, toxicity and pharmacology in experimental animals [J]. Agents and actions, 1984, 15 (3-4): 306-327.

[8]　孙丽萍，侯晓明，廖磊，等．油菜蜂花粉及其组分对迟发型超敏反应的影响 [J]. 海峡两岸第六届蜜蜂与蜂产品研讨会论文

集. 2007.

[9] Cetinkale O, Senel O, Bulan R. The effect of antioxidant therapy on cell-mediated immunity following burn injury in an animal model [J]. Burns, 1999, 25 (2): 113-118.

[10] Rathee P, Chaudhary H, Rathee S, et al. Immunosuppressants: A Review [J]. The Pharma Innovation - Journal, 2012, 1 (12): 90-101.

8　Isogacinol 对类风湿性关节炎作用的研究

类风湿性关节炎（RA）是一种 Th1 细胞介导的自身免疫性疾病，大约影响 1% 的世界人口。RA 患者分布于世界各地，此病可发生于所有人种、任何年龄段、且发病率随年龄增长而逐渐增加，发病高峰在 40~50 岁。RA 在女性多发，男女患病的比例约为 1∶3[1]。RA 是最难解决的医学问题之一，它严重危害人类健康，影响生活质量，甚至可以导致残疾[2]。到目前为止，其病因仍不清楚，目前临床上缺少对该病的根本性治疗方案[3]，一线临床用药多具有明显的副作用[4-7]。因此，寻找有效治疗 RA 的低毒性、新型的药物具有十分重要的作用和意义。Ⅱ 型胶原蛋白主要分布在软骨或眼睛的玻璃体中，是一种与免疫系统隔绝的蛋白。在某些病理条件下，当这种蛋白与免疫细胞相遇后，会被自身的免疫细胞攻击，引发自身免疫性反应（因为自身的免疫细胞不识别 Ⅱ 型胶原蛋白，会把它当成异物）。Ⅱ 型胶原诱导型小鼠关节炎（CIA）模型表现为严重的多个关节炎症，并能引起慢性、破坏性的关节损伤，CIA 与人类的 RA 有很多相似之处，是目前国际上公认的、研究 RA 发病机制及创新药物最常用的模型之一。DBA/1J、B10.Q、C3H/Q、NFR/N、C57BL/6 等很多品系的小鼠都可用于诱导 CIA 模型，其中最常用的 DBA/1J 鼠，其发病率可高达 100%，但其价格相对较贵（150 元/只），且很难买到。本章采用的是 Ⅱ 型胶原诱导 DBA/1J 鼠引发 CIA。目前，RA 的临床治疗药物主要有以下几类：①非甾体类抗炎药，如阿司匹林等，这类药物对于缓解炎症的症状非常有效，但有明显的胃肠道不良反应。②生物制品，如 TNF-α 拮抗剂及 IL-1β 受体拮抗剂，此类药物的作用靶点明确、特异性高，但半衰期短而且价格昂贵；另外，这类药物一般需要注射给药，容易引起感染。③免疫抑制剂，如 CsA、FK506、糖皮质激素等具有良好的抗炎和免疫抑制效果，但副作用很大（伤肝、伤肾），不适合长期用药。为了适应 RA 患者需要长期服药的这一特点，迫切需求寻找一种治疗效果好、毒性小、可口服的药物。

以 CN 为靶酶筛选出来的小分子免疫抑制剂 GCC 和 isogarcinol 可显著抑制小鼠同种异体的皮肤移植试验中皮片出现排斥反应的时间、抑制刀豆蛋白（ConA）诱导的小鼠脾淋巴细胞增殖，且 MTT 试验结果显示，GCC 和 isogarcnol 有较小的细胞毒性[8,9]，所以，GCC 和 isogarcinol 是一类低毒、有效的免疫抑制剂。毒性大、疗效好的 CN 抑制剂 CsA 和 FK506 对 RA 有很好的治疗作用，本章主要检测 CN 的抑制剂 GCC 和 isogarcinol 是否对 CIA 有治疗作用，并对 GCC 和 isogarcinol 与 CsA 的药效和毒性进行比较。

8.1　试验材料与方法

8.1.1　试验动物

　　雄性、清洁级 DBA/1J 小鼠，体重 20g 左右（6~7 周龄），由南京大学模式动物研究所提供。雄性、Balb/c 小鼠由北京维通利华试验动物技术有限公司提供。所有动物适应环境 7d 后开始进行试验。试验中，动物分笼饲养（每笼不超过 5 只），自由摄取食水，自然光照，并定期清洁。

8.1.2　材料与试剂（表8.1）

表 8.1　试验材料与试剂

试剂材料与试剂	供应商
Ⅱ型胶原	chondrex
弗式完全佐剂	chondrex
弗氏不完全佐剂	北京鼎国昌盛生物技术有限责任公司
小鼠 TNF-α ELISA 试剂盒	北京欣博盛生物科技有限公司
小鼠 IL-6 ELISA 试剂盒	北京欣博盛生物科技有限公司
小鼠 IL-17 ELISA 试剂盒	北京乐博生物科技有限公司（产地 USCNK）
小鼠 IL-1β ELISA 试剂盒	北京乐博生物科技有限公司（产地 USCNK）
CD3-PE-cy5 标记的单克隆抗体	美国 eBioscience 公司
CD4-FITC 标记的单克隆抗体	美国 eBioscience 公司
CD8-FITC 标记的单克隆抗体	美国 eBioscience 公司
CD25-PE-标记的单克隆抗体	美国 eBioscience 公司
IgG 同型对照	美国 eBioscience 公司
小鼠 Ficoll 淋巴细胞分层液	天津市灏洋生物制品科技有限责任公司
苏木精、伊红、中性树胶	北京索莱宝科技有限公司
甲酸	北京化学试剂公司
柠檬酸	北京化学试剂公司
40%甲醛	北京化学试剂公司
无水乙醇	北京化学试剂公司

8.1.3 溶液配制及给药方法

8.1.3.1 中性甲醛溶液（pH7.0）

40%甲醛溶液 120ml；蒸馏水 880ml；磷酸二氢钠（NaH$_2$PO$_4$）4g；磷酸氢二钠（Na$_2$HPO$_4$）13g。

8.1.3.2 脱钙液

用磷酸盐缓冲液（PBS）配制 35%的甲酸+20%的柠檬酸。

8.1.3.3 Ⅱ型胶原乳化方法

等体积的Ⅱ型胶原醋酸溶液（2mg/ml）与弗氏完全佐剂（结合杆菌浓度 2mg/ml）或弗氏不完全佐剂混合，冰上或4℃乳化至滴一滴乳剂入水中，液滴凝聚而不立即扩散时为宜。

8.1.3.4 给药制剂与给药方法

药物微乳的制备：将药物溶解于 120μl 无水乙醇中，充分混合溶解或混悬药物，然后依次加入 50μl 吐温-80，600μl 花生油，230μl 无菌水（总体积为 1ml），颠倒均匀至溶液呈均一的乳白色，静置后不分层。给药方法：二次免疫后开始每天按照 0.1ml/10g 体重的容量，定时灌胃给药一次，CsA 组的给药剂量为 50mg/kg；GCC 组剂量为 150mg/kg；isogarcinol 组剂量为 100mg/kg；模型组和空白对照组则给予等量的药物溶剂至试验结束，共给药 3 周（给药剂量参照实验室前期试验的给药剂量而定）。每个试验组有 7 只鼠。

8.2 试验方法

8.2.1 模型制造及评分方法

造模：将动物注射部位的毛剪去，用 75%酒精消毒注射部位后，采用尾根部、背部皮内 2 点注射法，注入事先配制好的、稳定的胶原与弗氏完全佐剂混合形成的乳剂（0.1ml/只小鼠），注射后皮肤表面会鼓起一个白色的小皮丘。为了避免注射后乳剂渗漏而影响造模效果，每次注射后，立即用棉球压住进针部位 1min。初次免疫 3 周后，以同样的方式和体积注射Ⅱ型胶原溶液与弗氏不完全佐剂等体积混合而成的乳剂（二次免疫时，应尽量避开第一次免疫时的注射位点）。模型组则注射生理盐水 0.1ml/只。对于敏感的 DBA/1J 鼠来说，典型的关节炎症状出现在 2 次免疫后 1 周左右（ICR 鼠和 C57BL/6 鼠也可诱导关节炎，但没有具体的关节炎的发生时间）[10]。影响模型成功的一些因素如下。

（1）本模型需皮内注射，而不是皮下注射。

（2）Ⅱ型胶原遇热易降解，而降解的Ⅱ型胶原诱导模型成功率显著降低，因此，整个免疫过程均需要在冰上进行。

（3）充分乳化对于模型的成功非常关键。

（4）注射的结合杆菌的浓度要适中，每只小鼠 100μg 即可。临床评分：采用半定量的方式评价关节炎的临床评分，由两个人分别进行评分后取平均值；具体的评分标准如下[11]：0 分＝关节和脚趾无红肿现象；1 分＝1~2 个足趾关节轻度肿胀；2 分＝3 个以上足趾关节和足跖肿胀；3 分＝踝关节以下的全足掌肿胀；4 分＝包括踝关节在内的全部关节肿胀并伴有功能障碍。每只小鼠的关节炎分数为 4 个关节分数的总和，最高评分为 16 分。每组所有小鼠关节炎分数之总和除以该组小鼠的总只数，即为该组小鼠的平均关节炎分数。

8.2.2 标本采集

二次免疫后的第 21d，给药后 1h，每个试验组各取 3 只鼠，用肝素抗凝管收集血液，用流式细胞仪分析淋巴细胞亚型；每个试验组的另外 4 只鼠，用促凝管收集血液，分离血清，检测血清中细胞因子含量。取下每只小鼠的右后踝关节置于中性缓冲固定液中，送往第二炮兵总医院进行 X 光拍摄或在 4℃ 冰箱中暂时保存，以便进行病理学分析。

8.2.3 组织病理学检查

（1）固定。将取下的小鼠右后踝关节置于中性缓冲固定液中，4℃ 固定 36~48h，流水冲洗 1h。

（2）脱钙。固定后的关节置于脱钙液中脱钙 12~24h，以针刺时无阻力为宜。脱钙后，流水冲洗 1h。

（3）梯度酒精脱水。75% 酒精过夜，85% 酒精 2h，95% 酒精 2h，无水酒精 2 次，每次 1h。

（4）透明。二甲苯处理 2 次，每次 20min。

（5）包埋。石蜡浸泡 3h 后，用包埋机进行包埋。

（6）切片。切片时沿踝关节纵切，厚度为 6μm，60℃ 烘箱烤片。

（7）脱蜡。二甲苯脱蜡 2 次，每次 20min。

（8）复水。100% 酒精 2 次，每次 1min，95%、85%、75% 酒精各 1min，自来水冲洗 1min。

（9）苏木素—依红（HE）染色。苏木精染色 10~15min，自来水冲洗后，1% 盐酸酒精分化 10s，自来水冲洗后 1% 氨水返蓝 10min；伊红染色 5~10min，自来水冲洗。

（10）脱水。自来水冲洗，75%、85%、95%、无水酒精各脱水 2min。

（11）透明、封片。二甲苯处理 2min，然后用中性树胶封片。

（12）显微镜下观察。观察踝关节及跖趾关节的滑膜增生、炎性细胞浸润以及软骨及骨组织破坏等病理学变化，并根据文献进行半定量评分。评分标准如下：0 分=关节间隙、软骨、骨和滑膜组织等关节结构都正常；1 分=关节组织有轻度的炎症，并伴有滑膜增生，但没有软骨和骨的侵蚀破坏；2 分=关节软骨被侵蚀，有中度的关节炎症，有较严重滑膜增生和血管翳形成，无骨或关节结构破坏；3 分=有严重的血管翳形成和软骨破坏，骨组织及关节结构被破坏[12,13]。

8.2.4 酶联免疫吸附剂法（ELISA）测定血清细胞因子

末次给药后 1h，1%戊巴比妥钠麻醉动物，心脏取血法收集血液于促凝管中，室温静止 30min 左右，每分钟 3 000 转，离心 10min。离心后血细胞全部沉淀到促凝胶的下面，而血清在促凝胶的上层，这样可以避免吸取血清时沾染到红细胞而影响试验结果的准确性，另外也可获取大量的血清（每只小鼠可获得 0.4~0.5ml 血清）。

8.2.4.1 ELISA（欣博盛）检测前的准备工作

（1）提前 20min 从 4℃冰箱中取出试剂盒，平衡到室温。

（2）用双蒸水将浓缩洗涤液（20×）稀释 20 倍。

（3）稀释标准品。将 1ml 标准品和标本通用稀释液，加入到冻干标准品中，静置 15min，轻轻混匀（浓度为 4 000pg/ml），然后稀释成 7 个浓度，分别为 4 000pg/ml、2 000pg/ml、1 000pg/ml、500pg/ml、250pg/ml、125pg/ml、62.5pg/ml。稀释过程如下：取 1 条酶标板，向其中的 6 个孔内分别加入 100μl 样品稀释液，然后向第 1 孔内加入 100μl 标准品，混匀后用移液器吸出 100μl，移至第 2 孔；如此反复对倍稀释至第 6 孔，最后，从第 6 孔中吸出 100μl 弃去，使各孔体积均为 100μl；第 7 孔加入 100μl 标准品和标本通用稀释液作为空白对照。

（4）使用前 20min，用生物素化抗体稀释液将（30×）生物素化抗体稀释30 倍。

（5）酶结合物工作液：使用前 20min，用酶结合物稀释液稀释 30 倍，室温（22~25℃）下，避光放置。

8.2.4.2 ELISA 检测操作步骤

（1）从已平衡至室温的密封袋中取出试验所需板条；未用的板条放回 4℃密封保存。

（2）空白孔内加 100μl 标准品和标本通用稀释液，样品孔中加 100μl 细胞上清（标准品孔已加入 100μl 不同浓度标准品），36℃孵箱孵育 90min。

（3）弃去孔内液体，每孔加 350μl 洗涤液，反复洗板 5 次。

（4）空白孔内加 100μl 的生物素化抗体稀释液，其余孔加入 100μl 生物素化抗体。

（5）弃去孔内液体，每孔加 350μl 洗涤液洗板 5 次；每次弃去洗涤液后，尽量在滤纸上拍干孔内水分。

（6）空白孔内加入 100μl 酶结合物稀释液，其余孔加入 100μl/孔酶结合物工作液，36℃孵箱，避光孵育 30min。

（7）预热酶标仪并设置好检测程序。

（8）弃去孔内液体，每孔加 350μl 洗涤液，洗板 5 次。

（9）每孔加入 100μl 显色底物（TMB），36℃避光孵育 15min。

（10）每孔加入 100μl/终止液，混匀后立即测量 OD450 值（3min 内），记录数据。结果判断，在 Excel 工作表中绘制标准曲线，以标准品浓度为横坐标，OD 值为纵坐标，绘制标准曲线；通过样本的 OD 值可在标准曲线上查出其浓度。

8.2.5 CIA 试验中外周血 T 淋巴细胞亚群检测

（1）准备与小鼠数量等同的 10ml 离心管，在每个离心管中加入 3ml 淋巴细胞分离液。

（2）抗凝血（用肝素钠抗凝血）与无血清的 RPMI 1640 培养基等体积混合，充分混匀；用微量移液器将稀释后的抗凝血沿离心管内壁缓慢叠加于淋巴细胞分层液面上层（动作轻柔），使之形成清晰的界面。

（3）2 000rpm，离心 10min。

（4）离心后管内液体分为 4 层：上层为血浆和 RPMI 1640 培养基，最下层主要为红细胞、中层为淋巴细胞分离液，在上、中层界面处有一白色云雾状的狭窄条带，即为淋巴细胞。

（5）将微量移液器的枪头插入到云雾层，收集细胞后，用 RPMI 1640 培养基洗 2 次。

（6）将分离获得的淋巴细胞，用 RPMI 1640 培养基调整细胞浓度为 $5 \times 10^6/ml$。

（7）将 CsA、GCC 和 isogarcinol 组小鼠的淋巴细胞溶液平均分为 3 份，分别加入 $CD3^+CD4^+$，$CD3^+CD8^+$ 和 $CD4^+CD25^+$ 抗体（抗体用量参照说明书），室温下，避光孵育 20min，1 500rpm，离心 5min，弃去上清，500μl PBS 洗涤细

胞 2 次，除去未结合的抗体，每管加 200μl PBS 上机检测 CD4$^+$、CD8$^+$、CD25$^+$；每份样品均检测 10 000 个细胞。

（8）CIA 组小鼠血液淋巴细胞除了有 3 份做与上述相同的处理外，还需要做同型对照和单阳性对照；空白对照组除了有 3 份做与上述相同的处理外，还需要 1 份做双阴性对照用于调试机器，其他方法与上一步骤相同。

所用荧光染料的基本知识见表 8.2。

表 8.2　所用荧光染料基本知识

荧光染料名称	颜色	激发波长（nm）	发射波长（nm）	检测通道
FITC（异硫氰酸荧光素）	绿色	488	525	FH1
PE（枣红蛋白）	黄色	488	575	FH2
PE-cy5	红色	488	670	FH3

8.2.6　小鼠脾脏淋巴细胞亚群检测

小鼠脾脏淋巴细胞的分离与培养[14]方法如下。

（1）DBA/1J 小鼠取血后处死后，置于 75% 酒精中，浸泡消毒 2min，以减少毛发造成的污染。

（2）把小鼠右侧位放到超净台中的解剖盘内，无菌条件下剪开腹腔。

（3）用无菌的眼科镊子夹住小鼠腹外侧皮肤，用眼科弯头剪刀在腹部皮肤上剪一个切口，用镊子夹住切口处的皮肤，用剪刀朝着小鼠头部方向大面积的剪开皮肤，充分暴露腹腔的膜壁并用 75% 乙醇消毒。

（4）用镊子夹住腹壁膜，用剪刀将其剪开即可看到腹腔内暗红色、长条状的脾脏。换一把无菌的镊子夹住脾脏，并用剪刀修剪去与其相连的结缔组织。

（5）用冰冷的生理盐水清洗脾脏 2 次后，将脾脏放到中号培养皿底部放置的 200 目筛网上，加入 1ml 1640 培养基，用 1ml 无菌注射器的内芯轻轻挤压脾脏，加入 2ml 1640 培养基冲洗筛网，收集筛网下的淋巴细胞滤液于离心管内。

（6）每分钟 1 000 转，离心 5min，弃去上清液。

（7）离心管内加入 5ml 红细胞裂解液，吹打均匀后静置 3min。

（8）每分钟 1 000 转，离心 5min，弃去上清液，加入 2ml 培养基洗涤细胞 1 次。

（9）加入 3ml 含 10% 胎牛血清的 1640 培养基，吹打均匀后计数。调整细

胞浓度为 2×10^6 个/ml,并种于 6 孔细胞培养板内(对于体重 30g 左右的小鼠来说,将其脾脏完全研磨,大约可获得 10×10^7 个细胞)。将细胞分为以下几组:空白对照组、ConA 刺激组、ConA+CsA 组、ConA+GCC 组和 ConA+isogarcinol 组。

(10)加药物刺激 24h 后,将上述各组细胞分别收入无菌、洁净的小指管内,1 500rpm,离心 5min,轻轻的弃去细胞上清液,每管加入 500μl 的 PBS 洗涤 1 次,离心收集细胞。

(11)ConA+CsA、GCC 和 isogarcinol 组细胞分别加入 300μl PBS,然后将其平均分成 3 份,分别加入 $CD3^+CD4^+$,$CD3^+CD8^+$ 和 $CD4^+CD25^+$ 抗体(抗体用量参照说明书),室温下,避光孵育 20min,1 500rpm,离心 5min,弃去上清,500μl PBS 洗涤细胞 2 次,除去未结合的抗体,每管加 200μl PBS 上机检测,每份样品均收集 10 000 个细胞。

(12)ConA 刺激组细胞除了有 3 份做与上述相同的处理外,还需要做同型对照和单阳性对照;细胞对照组除了有 3 份做与上述相同的处理外,还需要 1 份做双阴性对照用于调试机器,其他方法与上一步骤相同。

8.2.7 急性毒性试验

进入临床理想的候选药物应同时具备有效和低毒 2 个条件。用 Ⅱ 型胶原诱导型关节炎来评价 GCC 和 isogarcinol 的药效后,再用急性毒性试验来检测 GCC 和 isogarcinol 的毒性大小。急性毒性试验是指在 24h 内给药 1 次或 2 次,观察动物接受过量的受试药物后所产生的急性中毒反应;为人体服用该受试药物过量时可能出现的毒性反应、Ⅰ 期临床的剂量选择及观察指标的设计提供一些参考信息。急性毒性试验中,给受试药物后应至少观察 2 周;常用的啮齿类受试动物有大鼠和小鼠。需要观察记录的内容:黏膜、皮肤、毛色、眼睛、循环、呼吸、自主神经及中枢神经系统行为表现等;另外,如果有动物死亡,要准确记录其时间,并进行解剖、观察。

试验方法:14 只 Balb/c 小鼠随机分为 2 组,每组 7 只。其中一组的每只小鼠一次性灌胃给予 500mg/kg GCC,另一组的每只小鼠一次性灌胃 2 000mg/kg 的 GCC;灌胃后观察 14d。为了进一步检测 GCC 是否影响肝、肾功能,将 21 只 Balb/c 小鼠随机分为 3 组:空白对照组、GCC 组和 CsA 组。GCC 组和 CsA 组小鼠分别灌胃给予 500mg/kg 药物 1d 后,然后灌胃给予 100mg/kg 药物 2d;空白对照组给予等量的药物溶剂。末次给药后 24h,取血,分离血清,测血清中谷丙转氨酶、谷草转氨酶、胆红素、尿素氮和肌酐的水平。isogarcinol 药物的急毒试验也采用了同样的方法。固定剂量试验法的评价标准见表 8.3。

表 8.3　固定剂量试验法的评价标准[15]

剂量 （mg/kg）	试验结果		
	存活数<100%	100%存活　毒性表现明显	100%存活　无明显中毒表现
5	高毒 LD50≤25mg/kg	有毒，LD50 在 25～200mg/kg	用 50mg/kg 试验
50	有毒或高毒，用 5mg/kg 进行试验	有害，LD50 在 200～ 2 000mg/kg	用 500mg/kg 试验
500	有毒或有害，用 50mg/kg 试验	LD50>2 000mg/kg	用 2 000mg/kg 试验
2 000	用 500mg/kg 试验	该化合物无严重急性中毒的危 险性	

8.2.8　统计学方法

所有数据采用 Graphpad prism 5 软件进行统计分析，本试验数据均采用平均值±标准差（SD）表示。多组间的比较采用单因素方差分析（oneway ANO-VA），两两比较采用组间 t 检验，$P<0.05$ 被视为具有统计学差异。

8.3　试验结果

8.3.1　关节炎小鼠的一般情况观察

初次用 II 型胶原免疫后 7d 左右，小鼠注射部位的针眼处出现小溃疡，经过 10d 左右溃疡可以自愈。试验后期，模型组小鼠毛发明显缺乏光泽，精神状态稍有萎靡；CsA 组小鼠的毛发无光泽，精神状态不佳；其他组小鼠毛发富有光泽、精神状态良好。从二次免疫开始到试验结束的 3 周时间内，空白对照组小鼠体重增加，模型组和 CsA 组小鼠体重下降，GCC 组和 isogarcinol 组小鼠体重略有上升（图 8.1）。

8.3.2　关节炎临床和病理评分结果

彩插图 8.1 显示的是试验过程中，小鼠关节炎指数临床评分的判断标准，图中面板 A-D 分别代表 1~4 分。从小鼠的平均临床评分（图 8.2）可以看出 GCC 组和 isogarcinol 可降低 II 型胶原引起的足爪肿胀；病理切片显示（彩插图 8.2），空白组小鼠踝关节没有滑膜细胞增生及血管翳形成，关节软骨表面光

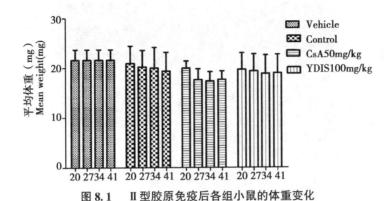

图 8.1　Ⅱ型胶原免疫后各组小鼠的体重变化

Fig. 8.1　The changes of weight after Type Ⅱ collagen immunized mice in each group

注：YDIS 为 isogarcinol

滑、完整，没有软骨及骨质被破坏的现象，关节间隙正常；模型组小鼠踝关节的滑膜细胞显著增生，有许多绒毛状凸起伸向关节腔；有血管翳形成，关节软骨及骨质被不同程度的破坏，关节腔变的非常狭小；GCC、isogarcinol 及 CsA 组与模型组相比，上述症状都有所减轻（图 8.3、图 8.4）；以上数据说明免疫抑制剂 GCC 和 isogarcinol 对 CIA 具有显著的治疗作用。

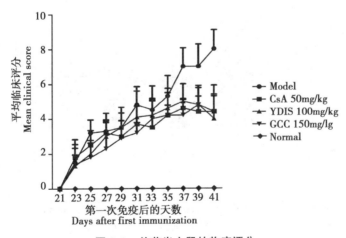

图 8.2　关节炎小鼠的临床评分

Fig. 8.2　The mean of clinical scores

注：YDIS 为 isogarcinol

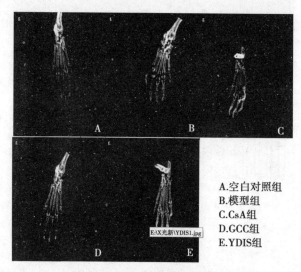

A.空白对照组
B.模型组
C.CsA组
D.GCC组
E.YDIS组

图 8.3　CIA 小鼠 X 光图片

Fig. 8.3　The X-ray image of CIA mouse

注：YDIS 为 isogarcinol

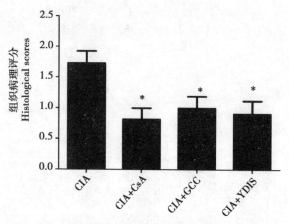

图 8.4　CIA 病理切片的评分

Fig. 8.4　Histological scores of isogarcinol are expressed as the mean ± SD（n = 7）

注：＊代表该组与 CIA 组相比有显著性差异，$P<0.05$。YDIS 为 isogarcinol

8.3.3　小鼠血清细胞因子检测结果

Ⅱ型胶原免疫后 21d（试验开始后的第 42d）给药后 1h，取各组小鼠的血液，分离血清检测炎症性细胞因子的含量。结果发现，与正常对照组相比，模型组小鼠血清 TNF-α、IL-1β、IL-6 和 IL-17 含量显著升高；CsA 组小鼠血清中上述细胞因子的含量明显下降；GCC 组和 isogarcinol 组小鼠血清中 TNF-α、IL-1β、IL-6 和 IL-17 的含量显著降低（图 8.5），GCC 和 isogarcinol 抑制血清中炎症因子的分泌，提示 GCC 和 isogarcinol 可能具有一定的抗炎作用。

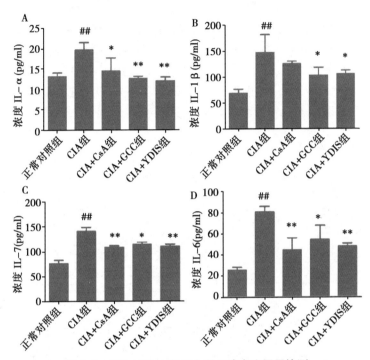

图 8.5　CIA 试验中各组小鼠血清炎症因子检测

Fig. 8. 5　The levels of inflammatory cytokines in the serum of CIA

A：isogarcinol 降低了 CIA 血清中 TNF-α 的含量；B：isogarcinol 降低了血清中 IL-1β 的含量；C：isogarcinol 降低了血清中 IL-6 的含量；D：isogarcinol 降低了血清中 IL-17 的含量

A：isogarcinol reduced the content of TNF-α in the serum of CIA；B：isogarcinol reduced the content of IL-1β in the serum；C：isogarcinol reduced the content of IL-6 in the serum；D：isogarcinol reduced the content of IL-17 in the serum

注：#代表模型组与正常对照组相比具有显著性差异，## $P<0.01$；＊代表试验组与模型组（CIA）相比具有显著性差异，＊ $P<0.05$，＊＊ $P<0.01$。YDIS 为 isogarcinol

8.3.4　小鼠急性毒性试验结果

急性毒性试验中，小鼠在分别灌胃给予 500mg/kg 和 2 000mg/kg GCC 和 isogarcinol 后的 14d 内，均没有动物死亡的情况出现，且所有动物都没有出现明显的中毒症状。根据欧洲对药物毒性的分类标准（表 8.4），如果某一个药物 LD50 大于 2 000mg/kg，那么就可以认为该药物"无毒"。小鼠灌胃给予 2 000mg/kg 的 GCC 和 isogarcinol 均没有出现中毒症状，其 LD50 肯定大于 2 000mg/kg，所以，可认为 GCC 和 isogarcinol "无毒"。小鼠血清肝、肾功能生化指标的结果（图 8.6 和图 8.7）显示灌胃高剂量的 CsA 后，小鼠血清谷丙转氨酶、谷草转氨酶、总胆红素、尿素氮和肌酐水平都显著上升，而给予等剂量的 GCC 或 isogarcinol 后，血清中以上生化指标均无明显变化。这一结果进一步说明，免疫抑制剂 GCC 和 isogarcinol 的毒性小于同等剂量的 CsA。另外，药物的毒性往往受给药方式的影响。一般而言，同种药物口服给药毒性要远远小于静脉给药的毒性，CsA 口服给药时就具有明显的毒性，静脉给药的毒性会更大。

表 8.4　药物毒性分类标准（小鼠）

毒性分类	LD50（mg/kg）
高毒性	LD50<25
有毒性	25<LD50<200
轻度毒性	200<LD50<2 000
无毒性	LD50>2 000

8.3.5　CIA 试验中小鼠淋巴细胞亚群的检测结果

CIA 试验中，CIA 组与空白对照组相比 CD4[+]、CD8[+] 均有所上升，但 CD4/CD8 比例与空白对照组相比略有下降；CsA 组、GCC 和 isogarcinol 组 CD4[+]、CD8[+] 比模型组略低，但高于空白对照组，CsA 组和 GCC 组 CD4/CD8 比例与模型组相似，isogarcinol 组 CD4/CD8 比例与模型组略高，与空白对照组 CD4/CD8 比例相似，但各组数据均未达到显著性差异（彩插图 8.3）。CIA 组、GCC 组和 isogarcinol 组 CD25[+] 的比例均高于正常对照组，CsA 组 CD25[+] 的比例低于正常对照组，但各组数据之间也未达到显著性差异（图 8.8）。

8.3.6　体外加 ConA 刺激对小鼠淋巴细胞亚群的影响

体外试验结果显示，加入 Con A 后 CD4[+]，CD8[+] 比例显著升高，但 CD4/CD8 比例与空白对照组相比无显著差异；CsA 和不同浓度的 GCC 可将 Con A 引起的 CD4[+] 和 CD8[+] 的数量增加降低到正常水平，但 Con A、CsA 及不同浓度 GCC 组 CD4/CD8 比例没有显著差异（彩插图 8.4）。另外，加 Con A 刺激后，小鼠脾淋巴细胞 CD25[+] 的含量与细胞对照组相比提高了 7.6 倍；加入 CsA 作用

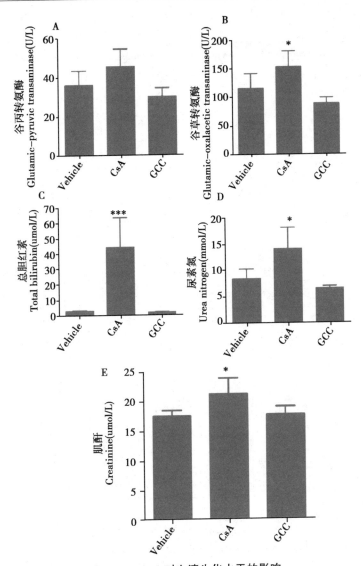

图 8.6　GCC 对血清生化水平的影响

Fig. 8.6　The effect of GCC on the biochemical Level of Serum

A：小鼠血清中谷丙转氨酶含量；B：小鼠血清中谷草转氨酶含量；C：小鼠血清中总胆红素含量；D：小鼠血清中尿素氮含量；E：小鼠血清中肌酐含量

A：Glutamic-pyruvic transaminase blood level；B：Glutamic-oxalacetic transaminase blood level；C：Total bilirubin blood level；D：Urea nitrogen blood level；E：Serum creatinine level

注：代表与正常对照组相比具有显著性差异，＊ $P<0.05$，＊＊＊ $P<0.001$

24h 后，CD25$^+$ 的比例显著下降，与 Con A 刺激组相比其抑制率约为 57％；Con

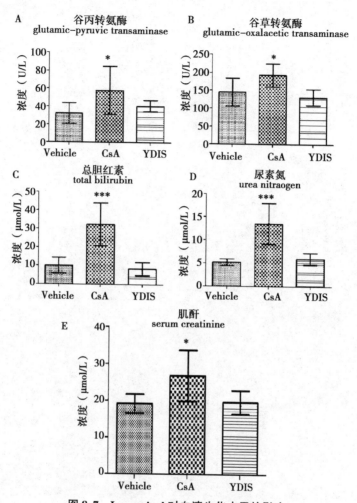

图 8.7　Isogarcinol 对血清生化水平的影响

Fig. 8. 7　The effect of isogarcinol on the biochemical Level of Serum

A 到 E 依次代表小鼠口服 isogarcinol 和 CsA 对血清谷丙转氨酶、谷草转氨酶、总胆红素、血清尿素氮和肌酐水平的影响。＊代表与正常对照组相比具有显著性差异，＊ $P<$ 0.05，＊＊＊ $P<0.001$。YDIS 为 isogarcinol

A：Glutamic-pyruvic transaminase blood level；B：Glutamic-oxalacetic transaminase blood level；C：Total bilirubin blood level；D：Urea nitrogen blood level；E：Serum creatinine level

A 刺激后，分别加入 isogarcinol 和 GCC 作用 24h，CD25[+] 的比例也有显著下降，其对 CD25[+] 的抑制率分别为 88% 和 91%，isogarcinol 和 GCC 几乎将 CD25[+] 的比例恢复到受刺激之前的水平（图 8.9）。

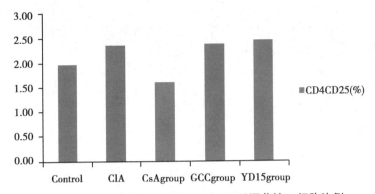

图 8.8　CIA 试验中各组小鼠 CD4$^+$CD25$^+$调节性 T 细胞比例

Fig. 8.8　The proportion of CD4$^+$ CD25$^+$ regulatory T cells in CIA test

注：YDIS 为 isogarcinol

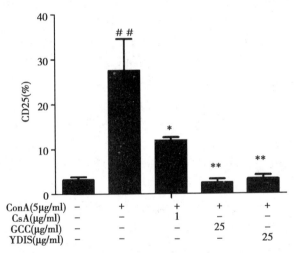

图 8.9　GCC 和 isogarcinol 对体外小鼠脾脏 CD4$^+$CD25$^+$调节性 T 细胞影响

Fig. 8.9　The effects of GCC and isogarcinol on spleen

CD4$^+$CD25$^+$regulatory T cells in vitro

注：#代表模型组与正常对照组相比具有显著性差异，## $P<0.01$；∗代表试验组与模型组（CIA）相比具有显著性差异，∗ $P<0.05$，∗∗ $P<0.01$。YDIS 为 isogarcinol

8.4　分析与讨论

类风湿性关节炎是一种需要长期服药的慢性病，因此，选择一种效果好、毒性小的药物对患者而言尤为重要。急性毒性试验表明，给予 2 000mg/kg 的 GCC 和 isogarcinol 均未出现任何毒性症状；CIA 试验中，从给药开始到试验结束的 3 周内，CsA 组和模型组小鼠的体重均出现下降，其体重下降率分别为 11% 和 7%；而 GCC 和 isogarcinol 组小鼠体重均上升了 2%。CsA 组小鼠体重的下降幅度超过了模型组，这说明 CsA 对机体确实有一定的毒性；虽然各组小鼠的体重变化未达到显著性差别，但这也能说明一些问题，毕竟 21d 的给药时间与患者服药数月甚至长年服药的时间比起来短了很多。本研究采用的 50mg/kg CsA 的剂量属于正常剂量，从瑞士制药诺华公司的 CsA（商品名：山地明）的说明书上了解到，器官移植患者的初始剂量为 14~18mg/kg，服用 2 周后，服药量每周递降 5%，直至降到常用剂量 5~10mg/kg 为止。自身免疫性疾病患者的常用口服剂量为 5mg/kg，服用时间为 3~6 个月。通过药理学的剂量转换，CIA 试验中给小鼠灌胃的 50mg/kg 剂量相当于人 4mg/kg 的口服剂量。为了在短时间内模拟出长期服药后可能出现的副作用，加大了给药剂量，检测药物对重要脏器——肝、肾功能的影响。试验结果显示，服用大剂量的 CsA 后小鼠血清谷丙转氨酶、谷草转氨酶、总胆红素、尿素氮和肌酐水平显著升高，而服用同等剂量的免疫抑制剂 GCC 和 isogarcinol 对以上指标的影响较小，说明 GCC 和 isogarcinol 确实是毒性很小的免疫抑制剂。

类风湿性关节炎是一种很难治愈的自身免疫性疾病，患者需要长期服药，而口服给药对于 RA 患者来说是最方便的、最安全的方式。许多有前景的药物因其水溶性差而导致生物利用度很低，进而影响药物的疗效。生物利用度低是具有药理活性的物质不能成为治疗药物的主要原因之一。口服药物首先要通过胃肠道吸收，药物在胃肠道吸收的效率关系到该药物有效性的重要因素之一。如何提高难溶性药物的溶解度是改善口服给药时生物利用度的关键因素。免疫抑制剂 GCC、isogarcinol 及 CsA 都属于亲脂性药物，CIA 动物试验中，将其制成微乳剂以增加药物的溶解度，避免药物对胃肠道的刺激，降低毒副作用，提高疗效。另外，这种制剂具有长效、服用后血药浓度平稳等特点。微乳是由水、油、表面活性剂和助表面活性剂组成的液体制剂，粒径大小一般在 1~100nm，微乳剂具有分散度高、吸收迅速等特点。由于微乳剂的表面张力很低，容易通过胃肠壁的水化层，可以提高药物的穿透性，增加亲脂性药物、难溶性药物的溶解度，改善其在体内的吸收效率，并提高口服给药时的生物利用度。另外，微乳剂可通过淋巴管吸收，从而克服肝脏的首过效应和大分子物质通过胃肠道上皮时的障碍。本章所选的微乳比例是经过反复摸索条件、多次试验得到的比例。药物制剂是一个复杂的学科，需要加入增溶剂、助溶剂等很多的辅料，不断地调试比例，并有严格的质量控制标准。本研究粗制的乳剂虽然比药物用常规的溶剂溶解时效果好一些，但仍有很多需要改进之处。虽然 RA 的机理仍不明确[16]，但单核巨噬细胞在 RA 发病中起了重要作用这一点是很确切的；巨噬细胞产生的 TNF-α 处于促炎症细胞因子级联反应的顶端，它可引发一系列的炎症级联反应[17,18]；在 RA 的病理过程中，TNF-α 和 IL-1β 是关键的细胞因子，在细胞因子网络中起核心作用。TNF-α 可以通过自分泌或旁分泌方式有效诱导其他炎症因子如 IL-1、IL-6 等的产生；TNF-α 也可以通过刺激成纤维细胞表达一些黏附分子促进炎症；这些黏附分子通过与位于淋巴细胞表面的对应配体相互作用导致淋巴细胞转运到炎症部位，包括转运到 RA 患者的关节中，使 RA 病人的关节滑膜炎得以发生和发展，因此，抑制 TNF-α 的产生可在预防炎症方面起到非常好的效果；TNF-α 的单克隆抗体可有效抑制关节炎。IL-17 是一种 T 细胞衍生的细胞因子，它可导致血管生成、关节炎症、骨和软骨的破坏[19,20]；在一些动物的关节炎模型中，抑制 IL-17 可减轻炎症和关节损伤[21]。IL-6 也是 RA 发病过程中主要的促炎因子之一，敲除 IL-6 基因的小鼠不容易诱导出试验性、多发性关节炎，如佐剂诱导型关节炎和 II 型胶原诱导性关节炎[22]；在自身免疫性疾病的动物模型中，IL-6 可诱导淋巴细胞产生 IL-17[23,24]。免疫抑制剂 GCC 和 isogarcinol 可有效抑制 CIA 小鼠血清 TNF-α、IL-1β、IL-6 和 IL-17 的含量，说明 GCC 和 isogarcinol 具有一定的抗炎作用，抑制这些炎症性细胞因子的产生是 GCC 和 isogarcinol 治疗 RA 及起到软骨保护作用的重要因素之一。

T 细胞在 RA 的发生和发展过程中起核心作用。CD4+/CD8+ 的平衡是反映机体免疫调节的一项重要指标。正常情况下，体内的 CD4+/CD8+ 比例维持一种动态平衡状态，一旦这种平衡被打破，会导致体液免疫和细胞免疫功能紊乱而引发疾病。一般来说，CD4/CD8 比值增高（由于 CD4 增高或 CD8 减少所致）多见于某些自身免疫性疾病，如 RA、SLE、器官移植排斥反应等；CD4/CD8 比值降低多见于某些病毒感染、恶性肿瘤、艾滋病、结核病等[25,26]。通过试验发现，在胶原诱导型关节炎的在体试验中，GCC 和 isogarcinol 并没有影响 CD4、CD8 和 CD4/CD8 的比例。为了进一步验证 GCC 和 isogarcinol 是否影响 CD4/CD8 比例，检测了 Con A 刺激下，GCC 和 isogarcinol 对小鼠脾脏淋巴细胞亚型的影响。试验结果表明，Con A 和 GCC 同时作用于原代脾细胞 24h 后，用流式细胞仪检测发现 GCC 也不影响 CD4+/CD8+ 的比例。国内、外学者对 RA 患者的 T 细胞亚群研究较多，但是 CD3+、CD4+、CD8+ 细胞数目的检测结果往往存在很大的差异[27]，比如 RA 患者 CD3+ 细胞数目增加或无变化，CD4+ 增加或 CD8+ 数目下降，CD4+/CD8+ 比值上升。所以，细胞数目的相对变化并不能准确反映细胞功能的相对变化。在 RA 试验中除了 CD4+/CD8+ 之外，测定调节性 T 细胞可能更具有参考价值。CIA 在体试验中，免疫抑制剂 GCC 和 isogarcinol 没不影响 CD4$^+$/CD8$^+$ 的比值和 CD25$^+$ 的百分比；而体外试验结果表明，GCC 和 isogarcinol 不影响 CD4$^+$/CD8$^+$ 的比例却显著影响了 CD25$^+$ 的百分比。为什么体内试验与体外试验中，GCC 和 isogarcinol 对 CD25$^+$ 的影响有如此大的差别呢？或许是因为机体是一个复杂的整体，内部既有正调控，也有负调控；每种调控方式又有不同的作用途径，各个通路相互影响、相互牵制；体外单一刺激条件下，可能无法再现体内复杂的调控情况。另外，调节性 T 细胞也有不同的种类，检测总的调节性 T 细胞的数量可能还不够精确，不足以说明问题。CD4$^+$CD25$^+$ 调节性 T（Tregs）细胞是日本京都大学学者 Sakaguchi 等于 1995 年首次证实的一类具有免疫抑制作用的 T 细胞[28]，通过抑制其他免疫细胞（如天然杀伤细胞、抗原提呈细胞等）来发挥其免疫调节和免疫耐受作用。Tregs 占正常外周血 CD4$^+$T 细胞总数的 5%~10%，其数量减少或功能异常可能导致自身免疫病的发生[29]，大量动物试验证实，CD4$^+$CD25$^+$Tregs 在维持自身免疫耐受和预防自身免疫性疾病中起着关键作用[30]。另外，它们在抗感染、抗肿瘤等许多病理性免疫过程中起重要作用[31]。

调节性 T 细胞（Tregs）特异性表达 FoxP3，表达 FoxP3$^+$ 的 T 细胞可以分为 4 类：①具有正常免疫抑制功能的经典、稳定的 Tregs（正常的 Tregs）。②可塑性的 Tregs，这种 Tregs 虽然可以产生促炎的细胞因子，但其免疫抑制功能受损。③丢失了 FoxP3 的不稳定的 Tregs，将分化为 CD4$^+$CD25$^-$ 而失去免疫抑制功能。④保留有 FoxP3 和免疫抑制功能，但与 Th 产生类似细胞因子的 Tregs[32]。研究者发现，儿童 FoxP3 的一个基因突变会导致炎症和免疫反应的失控，表现为免疫功能失调、多种内分泌疾病、肠病、X-连锁综合征、慢性炎症等。目前，对于 Tregs 作用的争议也很多，很多研究者发现 RA 病人滑膜液中 Tregs 的数量显著增加[33-36]，如果 Tregs 有抗炎和免疫调节作用，它为什么不能控制住 RA 病人的滑膜炎症呢？是因为这种促炎环境太强烈，以致 Tregs 无法逆转还是炎症滑膜液中的 Tregs 不是真正的 Tregs，它只是一种伪装成 Tregs 的瞬时高表达 FoxP3 的效应细胞呢？有研究者通过试验，将不同炎症环境下 Tregs 的功能进行了概括[32]（图 8.10），虽然，用体外试验模拟滑膜液中活化的 Tregs 有一定的缺陷，但也可说明体内与体外的不同环境对 Tregs 功能的影响有很大的差异。

8.5 试验小结

（1）研究发现的新型免疫抑制剂 GCC 和 isogarcinol 可有效治疗小鼠 RA，

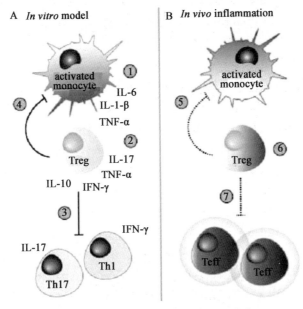

图 8.10 炎症环境下 Tregs 的功能[32]

Fig. 8.10 Treg cell function under inflammatory conditior

注：①体外环境中，巨噬细胞在 LPS 刺激下，分泌 TNF-α、IL-1β 和 IL-6；②Tregs 在诱导下产生 TNF-α、IL-17，IFN-γ 和 IL-10；③尽管能够表达促炎因子，Tregs 还是保持监管表型，有效抑制体内 T 细胞增殖，尤其是抑制 Th1 和 Th17 产生 IFN-γ 和 IL-17；④另外，它们抑制活化的巨噬细胞产生促炎的细胞因子；⑤在体内炎症条件下，Tregs 的功能可能受到活化的抗原提呈细胞的抑制；⑥Tregs 的稳定性和功能受损；⑦Teff（CD4⁺CD25⁻ 效应性 T 细胞）功能受到抑制

并防止关节损伤。

（2）通过单次口服固定剂量法，小鼠急性毒性试验发现，免疫抑制剂 GCC 和 isogarcinol 是"无毒"的化合物。同等剂量条件下，CsA 显著影响小鼠的肝、肾功能，而 GCC 和 isogarcinol 不影响小鼠的肝肾功能。

（3）GCC 和 isogarcinol 不影响 RA 试验中 CD4⁺/CD8⁺ 淋巴细胞亚型比例；体外在 Con A 刺激条件下，免疫抑制剂 GCC 和 isogarcinol 显著降低脾淋巴细胞中 Tregs 比例。

参考文献

［1］ Claire M，James F. Rheumatoid arthritis market ［J］. Nat Rev Drug Discov，2005，4：11-12.

[2] Gabriel S E, Michaud K.Epidemiological studies in incidence, prevalence, mortality, and comorbidity of the rheumatic diseases [J]. Arthritis Res Ther, 2009, 11: 229.

[3] Sadiq Umar, M Asif, Mir Sajad, et al.Anti-inflammatory and antioxidant activity of Trachyspermumammmi seeds in collagen induced arthritis in rats, Int [J]. J.Drug, Dev.& Res., 2012, 4 (1): 210-219.

[4] Mario Delgado, Catalina Abad.Vasoactive intestinal peptide prevents experimental arthritis by downregulating both autoimmune and inflammatory components of the disease [J]. Nature Medicine, 2001, 7 (5) 563-568.

[5] Jyh Horng Wang, Kao Shang Shih, et al.Anti-Arthritic Effects of Magnolol in Human Interleukin1β-Stimulated Fibroblast-Like Synoviocytes and in a Rat Arthritis Model [J]. Plos one, 2012, 7 (2).

[6] McInnes I B, Schett G.Cytokines in the pathogenesis of rheumatoidarthritis [J]. Nat Rev Immunol, 2007, 7: 429-442.

[7] Scott D L, Wolfe F, Huizinga T W J.Rheumatoid arthritis classification criteria: an American College of Rheumatology/European League Against Rheumatism collaborative initiative [J]. Arthritis Rheum.Lancet, 2010, 376: 1 094-1 107.

[8] Li, J Y, Tu Y, Tong L, et al.Immunosuppressive activity on the murine immune responses of glycyrol from Glycyrrhiza uralensis via inhibiting calcineurin activity [J]. Pharm.Biol., 2010, 48: 1 177-1 184.

[9] Cen J, Shi M, Yang Y, et al.Isogarcinol Is a New Immunosuppressant [J]. Plos One, 2013, 8: (6): e66503.

[10] David D B, Kary A L, Edward F R.Collagen-induced arthritis [J]. Nat Protoc, 2007, 2, 1 269-1 275.

[11] Seung A Y, et al.Calcineurin is expressed and plays a critical role in inflammatory arthritis [J]. J Immunol, 2006, 177, 2 681-2 690.

[12] Nishikawa M, Myoui A, et al.Prevention of the onset and progression of collagen-induced arthritis in rats by the potent p38 mitogen-activated protein kinase inhibitor FR167653 [J]. Arthritis Rheum, 2003, 48: 2 670-2 681.

[13] Jessica Strid, Lee Aun Tan, et al.Epicutaneous Immunization with Type II Collagen Inhibits both Onset and Progression of Chronic Colla-

gen-Induced Arthritis [J]. Plos one, 2007, 2 (4).

[14] Katarzyna Bocian, Jan Bor ysowski, Piotr Wierzbicki, et al.Rapamy-
cin, unlike cyclosporine A, enhances suppressive functions of in
vitro-induced CD4$^+$ CD25$^+$ Tregs [J]. Nephrol Dial Transplant,
2010, 25: 710-717.

[15] Stallard N, Whitehead A.Reducing animal numbers in the fixed-dose
procedure [J]. Hum Exp Toxicol.1995, 14, 315-323.

[16] Fionula M.Brennan and Iain B.McInnes.Evidence that cytokines play a
role in rheumatoid arthritis [J]. J.Clinical Investigation, 2008, 118:
3 537-3 542.

[17] H S Kim, A R Kim, et al. Morus bombycis Koidzumi extract
suppresses collagen-induced arthritis by inhibiting the activation of nu-
clear factor-kappaB and activator protein-1 in mice [J]. J.Ethno-
pharmacol, 2011, 136: 392-398.

[18] Claire L.Gorman.Immune mediated pathways in chronic inflammatory
arthritis [J]. Best Pract Res Clin Rheumatol, 2008, 22: 221-238.

[19] Lubberts E, van den Bersselaar L, et al.IL-17 promotes bone erosion
in murine collagen-induced arthritis through loss of the receptor activa-
tor of NF-kB ligand/ osteoprotegerin balance [J]. J Immunol, 2003,
170: 2 655-2 662.

[20] Jay K Kolls, Richard M, et al.IL-17 Contributes to Angiogenesis in
Rheumatoid Arthritis [J]. J Immunol, 2010, 184, 3 233-3 241.

[21] Wim B.van den Berg, Pierre Miossec.IL-17 as a future therapeutic
target for rheumatoid arthritis [J]. Nat Rev Rheumatol, 2009, 5,
549-553.

[22] Benoit Le Goff, Frédéric Blanchard, Jean-Marie Berthelot, et al.
Role for interleukin-6 in structural joint damage and systemic bone loss
in rheumatoid arthritis [J]. Joint Bone Spine, 2010, 77: 201-205.

[23] Chen Z, O'Shea J J.Th17 cells: a new fate for differentiating helper T
cells [J]. Immunol Res 2008, 41: 87-102.

[24] Jean Michel Dayer, Ernest Choy.Therapeutic targets in rheumatoid ar-
thritis: the interleukin-6 receptor [J]. Rheumatology, 2010, 49:
15-24.

[25] Dhur A, Galan P, Preziosi P, et al.Lymphocyte subpopulations in

the thymus, lymph nodes and spleen of iron deficient and rehabilitated mice [J]. Nutr, 1991, 121 (9): 1 418-1 424.

[26] Al Ahmad R S, Mahafzah A M, Almousa E N.Immunological changes in acute myocardial infarction [J]. Saudi Med, 2004, 25: 923-928.

[27] Calabresr L H, Tayor J V, Wilke W S.Response of immunoregulation lymphocyte subsets to methotrexate in rheumatoid arthritis [J]. Cleve Clin J Med, 1990, 57 (3): 232.

[28] Sakaguchi S, Sakaguchi N, A sanom. Immunologic self – tolerance maintained by activated T cells expressing IL-2 receptor alpha chains (CD25). Breakdown of a single mechanism of self-tolerance causes various autoimmune diseases [J]. Immunol, 1995, 155 (3): 1 151-1 154.

[29] Shevach E M.Control of T-cell activation by CD4+ CD25+ suppressor T cells [J]. Immunol 2001, 182: 58-67.

[30] Morgan M E, Flierman R, van Duivenvoorde LM, et al. Effective treatment of collagen-induced arthritis by adoptive transfer of CD25+ regulatory T cells [J]. Arthritis Rheum, 2005, 52 (7): 2 212-2 221.

[31] Baecher Allan C, Wolf E, Hafler D A.Function analysis of highly defined, FACS-isolated populations of human regulatory CD4+CD25+ T cells [J]. Clin Immunol, 2005, 115 (1): 10-18.

[32] Berent Prakken, Ellen Wehrens, Femke van Wijk. Quality or Quantity? Unraveling the Role of Treg Cells in Rheumatoid Arthritis [J]. Arthritis & Rheumatism, 2013, 65 (3): 552-554.

[33] Buckner J H. Mechanisms of impaired regulation by CD4+ CD25+ FOXP3+ regulatory T cells in human autoimmune diseases [J]. Nat Rev Immunol, 2010, 10: 849-859.

[34] Wehrens E J, Mijnheer G, Duurland C L, et al. Functional human regulatory T cells fail to control autoimmune inflammation due to PKB/c – akt hyperactivation in effector cells [J]. Blood, 2011, 118: 3 538-3 548.

[35] Van Amelsfort J M, Jacobs K M, Bijlsma J W, Lafeber FP, Taams LS.CD4+CD25+ regulatory T cells in rheumatoid arthritis: differences

in the presence, phenotype, and function between peripheral blood and synovial fluid [J]. Arthritis Rheum, 2004, 50: 2 775-2 285.

[36] Haufe S, Haug M, Schepp C, Kuemmerle-Deschner J, Hansmann S, Rieber N, et al.Impaired suppression of synovial fluid CD4$^+$CD25$^-$ T cells from patients with juvenile idiopathic arthritis by CD4$^+$CD25$^+$ Treg cells [J]. Arthritis Rheum, 2011, 63: 3 153-3 162.

9 总结与展望

9.1 总结及创新点

（1）首次发现新颖的钙调蛋白磷酸酶抑制剂 isogarcinol，并摸索出了一种 isogarcinol 大量制备的方法。

以钙调蛋白磷酸酶为靶酶对中草药进行筛选，发现山竹子能抑制钙调蛋白磷酸酶的活性；对山竹子中有效成分进行活性追踪，分离出具有很高生物活性的多异戊烯基取代的苯甲酮类化合物—isogarcinol。Isogarcinol 对 CN 的抑制显浓度依赖性，半抑制浓度为 IC50 = 36.35μM（以 pNPP 为底物检测时）。经过不断地优化纯化条件，摸索出一种简单而快速的 isogarcinol 大量制备方法，并从 37.6kg 的山竹子制备得到纯度为 95.5% 的 isogarcinol 26.9g。

（2）首次发现 isogarcinol 在细胞水平、动物水平上都具有免疫抑制作用，且毒性很低，有望作为口服型的新免疫抑制剂用于器官移植排斥和自身免疫性疾病的治疗。

Isogarcinol 在细胞水平上的毒性比 CsA 的低许多，且能抑制 Con A 诱导的 T 细胞增殖和单向混合淋巴细胞反应。Isogarcinol 在动物水平的副作用和毒性比 CsA 低许多。口服 isogarcinol 能够显著地抑制 DNFB 诱导小鼠耳肿胀和延长同种异体小鼠皮肤移植皮片的存活时间。这表明 isogarcinol 在细胞、动物水平上毒性很低，且具有很显著的免疫抑制效果，有望作为一种新颖低毒的口服免疫抑制剂，用于器官移植排斥和自身免疫性疾病的治疗。

（3）Isogarcinol 对钙调蛋白磷酸酶（CN）的抑制作用属于竞争性抑制，而能直接在体外与钙调蛋白磷酸酶以 1∶1 结合，相互结合的过程是焓值驱动的放热反应，相互作用力为氢键或范德华力。

Isogarcinol 能在体外直接抑制钙调蛋白磷酸的活性，其对钙调蛋白磷酸酶的抑制作用属于竞争性抑制；钙调蛋白磷酸酶 A 亚基的催化区和 CNB 结合区的存在对 isogarcinol 发挥的抑制 CN 活性作用很重要，而且其抑制作用还需要 CaM 结合区的参与。Isogarcinol 主要通过钙调蛋白磷酸酶调节剂钙调素来影响钙调蛋白磷酸酶的活性，而不是通过影响外源的金属离子和氧化还原过程来影响钙调蛋白磷酸酶活性。

等温滴定量热法结果显示，isogarcinol 和钙调蛋白磷酸酶能直接在体外以 1：1 结合，结合常数为 1.79×10^5，相互结合的过程是焓值驱动的放热反应，相互作用力为氢键或范德华力。荧光发射光谱结果显示，isogarcinol 引起钙调蛋白磷酸酶 A 亚基荧光猝灭的方式为静态猝灭，isogarcinol 与钙调蛋白磷酸酶 A 亚基能在体外以 1：1 结合，结合常数为 6.01×10^4。圆二色谱结果显示，isogarcinol 对钙调蛋白磷酸酶二级结构影响不大。

（4）首次发现 isogarcinol 可有效治疗小鼠类风湿性关节炎，并具有保护骨和软骨的作用。单次口服固定剂量法小鼠急性毒性试验发现，新型的免疫抑制剂 isogarcinol 是"无毒"的化合物。同等剂量条件下，CsA 显著损伤小鼠的肝、肾功能，而 isogarcinol 不影响肝肾功能。

CIA 的试验结果表明，口服小分子的免疫抑制剂 isogarcinol 显著减低胶原诱导的关节肿胀、降低临床及病理评分、抑制关节腔的狭窄、降低血清中炎症因子 TNF-α、IL-1β、IL-6 和 IL-17 的含量，并对软骨和骨组织有一定的保护作用。急性毒性试验结果表明，isogarcinol 都是毒性极小的化合物；同等剂量条件下，环孢菌素 A（CsA）显著损伤小鼠的肝、肾功能，而 isogarcinol 对小鼠肝、肾功能的影响极小。

9.2 研究展望

9.2.1 Isogarcinol 在细胞药理学机制的研究

研究发现，isogarcinol 对 Con A 诱导的 T 细胞增殖和单向混合淋巴细胞具有明显的抑制作用，但其具体的作用机理还不清楚，是否是通过抑制细胞内钙调蛋白磷酸酶的活性，进而通过 CN-NFAT 通路来发挥作用的？这些都需要进一步研究。

9.2.2 Isogarcinol 在细胞内的靶点研究

研究 isogarcinol 在细胞内是否具有亲免蛋白，其发挥免疫抑制作用机理是独立发挥作用还是与胞内的亲免蛋白结合后发挥作用？CN 是 isogarcinol 在细胞内的唯一的靶点还是另有其他靶点都需要进一步研究。

英文缩略表

缩写	英文原名	中文名称
AI	Autoinhibitory	钙调蛋白磷酸酶 A 亚基的自抑制区域
BBH	CNB binding domain	钙调蛋白磷酸酶 A 亚基的 CNB 结合区域
CBD	CaM binding domain	钙调蛋白磷酸酶 A 亚基的 CaM 结合区域
CD	Circular Dichrosm	圆二色性
CIA	Collagen-induced arthritis	胶原诱导性关节炎
CN	Calcineurin	钙调蛋白磷酸酶
CNA	Calcineurin subunit A	钙调蛋白磷酸酶催化亚基 A 亚基
CNB	Calcineurinsubunit B	钙调蛋白磷酸酶调节亚基 B 亚基
COX	Cyclooxygenase	环氧化酶
CsA	Cyclosporin A	环孢菌素 A
Cyp	cyclophilin	环孢菌素结合蛋白
CII	Collagen type II	II 型胶原
DTT	dithiothieitol	二巯基苏糖醇
DNFB	2，4-dinitrofluorobenzene	2，4-二硝基氟苯
EDTA	ethylene diaminetepraacetic acid	二乙氨四乙酸钠
EGTA	ethyleneglycol-bis（β-aminothylether）-N，N-tetra-acetic acid	乙二醇二乙醚二氨基四乙酸
ELISA	Enzyme-linded immunosorbent assay	酶联免疫吸附法
FCM	Flow cytometry	流式细胞术
FKBP	FK506-binding-protein	FK506 结合蛋白
FITC	Fluorescein isothicynate	异硫氰酸荧光素
IL-1	Interleukin-1	白细胞介素-1
IL-6	Interleukin-6	白细胞介素-6
IL-17	Interleukin-17	白细胞介素-17
IMPDH	inosinemonophosphate dehydrogenase	肌苷单磷酸盐脱氢酶
Ir	immune response	免疫应答

（续表）

缩写	英文原名	中文名称
ITC	Isothermal Titration Calorimetry	等温滴定量热法
mTOR	mammalian target of rapamycin	雷帕霉素西靶点
MHC	Major histocompability complex	主要组织相容性（抗原）复合物
MOPS	3-（N-Morpholino）propanesulfonic	3-（N-吗啉代）-丙烷磺酸
OA	Okadac acid	冈田酸
PAGE	polyacrylamide gel electro-phoresis	聚丙烯凝胶电泳
PKC	protein kinase C	蛋白激酶 C
PMSF	phenylmethylsulfonyl fluorine	苯甲基磺酰氟
pNPP	para-nitrophenyl phosphate	对硝基苯酚磷酸酯
RCN	calcineurin regulator	钙调蛋白磷酸酶调节因子家族蛋白
PTM	reversible protein posttranslational modi-fication	可逆的蛋白质转录后修饰
RA	Rheumatoid arthritis	类风湿性关节炎
SPR	Surface Plasmon Resonance	表面等离子共振
SDS	sodium dodecyl sulfate	十二烷基硫酸钠
Ser	Serine	丝氨酸
TEMED	N，N，N'，N'-tetramethyl ethylene diamine	四甲基乙二胺
ΔG	Free energy changes	自由能变化
ΔH	Van't Hoff's enthalpy change	焓变
ΔS	Entropy change	熵变

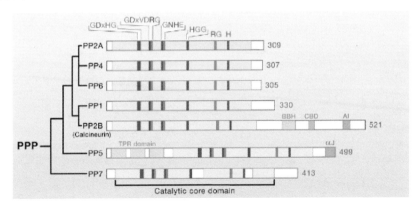

彩插图 1.1　PPP 家族成员

Fig. 1.1　Family members of PPP

〔摘自 Cell，2009，139（3）：468-484〕

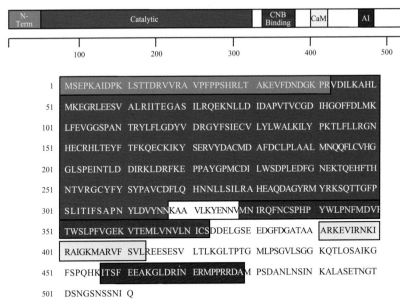

彩插图 1.2　钙调蛋白磷酸酶 A 亚基（CNA）的一级结构序列和结构域

CaM：钙调素；CNB：钙调蛋白磷酸酶 B 亚基；AI：自抑制区域

Fig.1.2　Primary sequence and domain structure of calcineurin A

CaM：calmodulin；CNB：calcineurin B；AI：autoinhibitory

（摘自：Physiological reviews，2000，80：1 483-1 521）

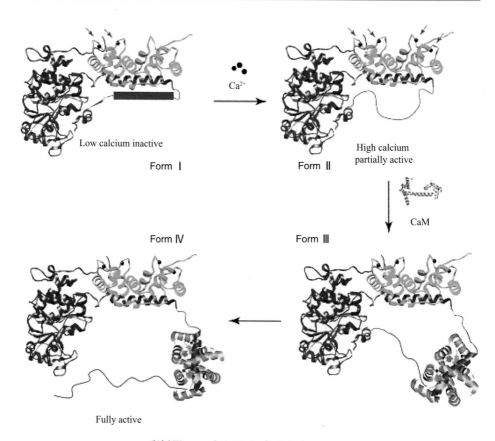

Form Ⅰ — Low calcium inactive

Form Ⅱ — High calcium partially active

Ca²⁺

CaM

Form Ⅳ

Form Ⅲ

Fully active

彩插图 1.3　钙调蛋白磷酸酶的激活机制

目前广泛接受的钙调蛋白磷酸酶的激活模型中，钙离子结合到 CNB 的低亲和力位点，导致 CNA 中 CaM 结合结构域从 CNB 结合区分离出来，使 CN 从 form Ⅰ 过渡到 form Ⅱ；促使钙调素结合到上面形成 form Ⅲ，钙调素的结合导致自抑制区 AI 离开催化中心和完全活化状态的 CN（form Ⅳ）形成

Fig. 1.3　Proposed mechanism of activation of calcineurin

In this widely accepted model of calcineurin activation, Ca²⁺ occupancy of the low affinity sites on calcineurin B causes dissociation of the calmodulin binding region of calcineurin A from the calcineurin B binding region and causes the transition from form Ⅰ to form Ⅱ, facilitating the subsequent binding of calmodulin（form Ⅲ），which leads to displacement of the autoinhibitory peptide and full calcineurin activation （form Ⅳ）

〔摘自：Trends in cell biology，2011，21（2）：91-103〕

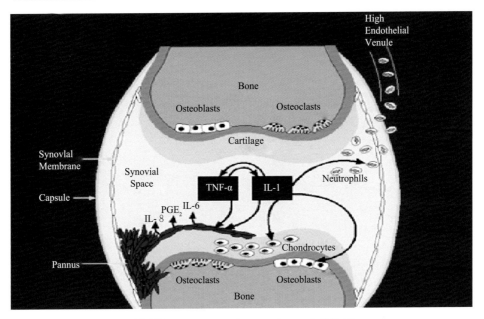

彩插图 1.4　TNF-α 与 IL-1 在 RA 中的作用

Fig. 1.4　The Role of TNF-α and IL-1 in RA

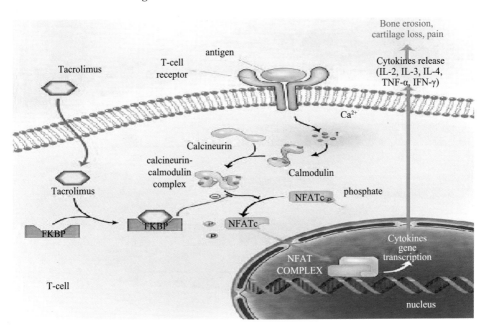

彩插图 1.5　FK506 作用机理

Fig. 1.5　The mechanism of FK506

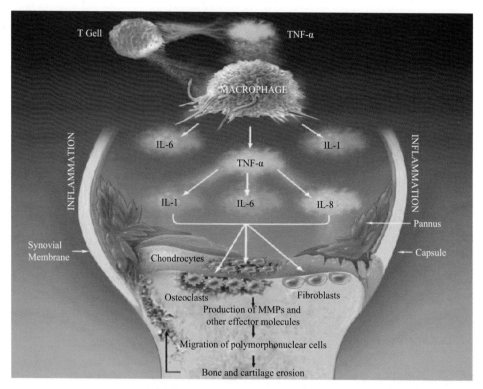

彩插图 1.6　细胞因子在 **RA** 中作用

Fig. 1.6　The act of Cytokines in RA

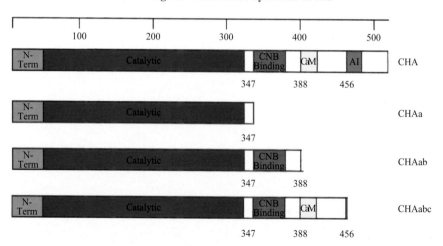

彩插图 2.1　钙调蛋白磷酸酶 **A** 亚基的结构及其突变体

Fig.2.1　Structure of CNA and its truncated mutants

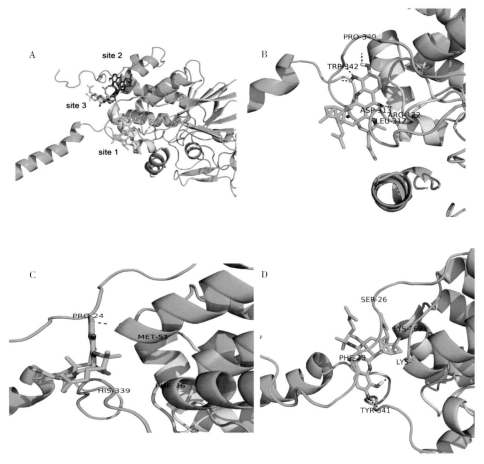

彩插图 5.1　Docking 模拟 isogarcinol 在 CNA 上的结合位置

根据结合能量转移试验结果，黄色为 isogarcinol 和 CNA 潜在的结合区域和远近程度；
红色为氢键相互作用

A：Docking 模拟总结果图；B：Site 1 图，结合自由能为 -9.66kcal/mol；
C：Site 2 图，结合自由能为 -9.57kcal/mol；D：Site 3 图，结合自由能为 -9.10kcal/mol

Fig.5.1　Isogarcinol binding sites on CNA by docking and energy transfer experiments

Isogarcinol was indicated with sticks and potential binding areas from energy transfer experiments
were colored yellow

A：Overall view of interaction between isogarcinol and CNA by docking and energy transfer
experiments；B：Details of Site 1 with the free energy of -9.66kcal/mol；C：Details of Site 2
with the free energy of -9.57kcal/mol；D：Details of Site 3 with the free energy of -9.10kcal/mol

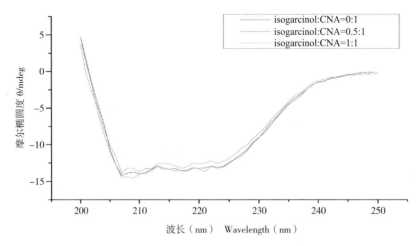

彩插图 5.2　Isogarcinol 与 CNA 相互作用的圆二色谱

Fig.5.2　CD spectra of CNA with isogarcinol

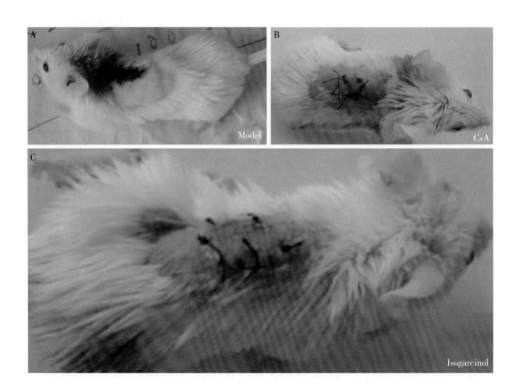

D

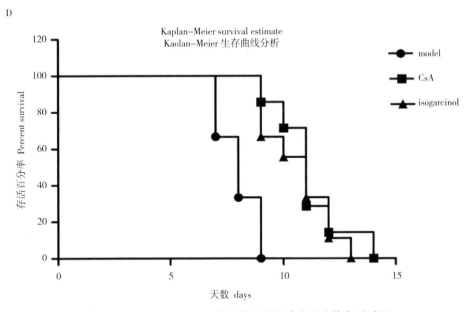

彩插图 7.1　Isogarcinol 延长同种异型皮肤移植皮片存活时间

A：移植 8d 后，模型组小鼠；B：移植 8d 后，CsA 组小鼠；C：移植 8d 后，isogarcinol 组小鼠；
D：Kaplan–Meier 生存曲线分析 Balb/c 小鼠皮瓣存活时间

Fig.7.1　Prolongation of allograft skin survival by isogarcinol

A：Skin grafts from mice in the model group on the 8th day after transplantation；B：Skin grafts from mice in the CSA group on the 8th day after transplantation；C：Skin grafts from mice in the isogarcinol group on the 8th day after transplantation；D：Percentages of graft survival at different times after skin transplantation using Kaplan–Meier survival analysis

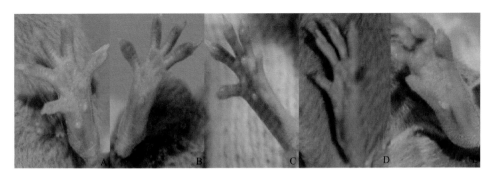

彩插图 8.1　CIA 小鼠评分标准

Fig. 8.1　The figure of the standard scores of CIA mouse

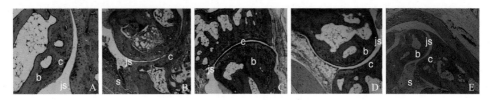

彩插图 8.2　CIA 病理切片

Fig. 8.2　Representative histological changes of joint tissues stained with H&E

大写字母 A-E 分别代表：空白对照组、模型组、CsA 组、GCC 组和 isogarcinol 组；
小写字母"b"、"c"、"s"、"js"分别代表：骨、软骨、滑膜和关节腔

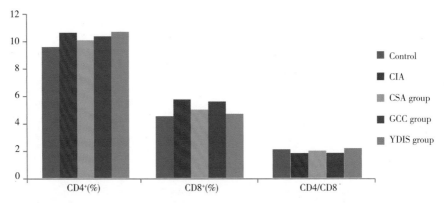

彩插图 8.3　CIA 试验中各组小鼠 CD4$^+$ 和 CD8$^+$ 淋巴细胞亚型比例

YDIS 为 isogarcinol

Fig. 8.3　The proportion of CD4$^+$ and CD8$^+$ lymphocyte subtypes in CIA trials

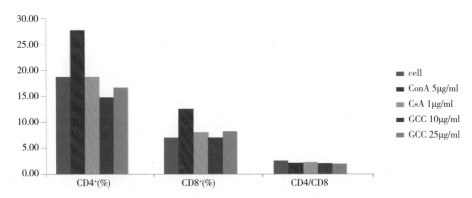

彩插图 8.4　GCC 对体外脾淋巴细胞亚型的影响

Fig. 8.4　The effects of GCC on splenic lymphocyte subtypes in vitro